Anne-Laure Jaffrelo

Aromaterapia para os pequenos

Traduzido do francês por
Renata Maria Badin

EDITORA
LASZLO

Anne-Laure Jaffrelo
Aromaterapia para os pequenos – Belo Horizonte: Editora Laszlo, 2017.
ISBN: 978-85-5754-010-1

Koscky Produção e Arte Ltda.
Editora Laszlo
Rua Itaúna, 66 - Colégio Batista/Floresta - Cep: 31110-070 - Tel: + 55 031 3486.2765 - Belo Horizonte – Minas Gerais – Brasil.

Editor: Fábián László Flégner | **Tradução**: Renata Maria Badin | **Preparação do original e revisão**: Janice Brito Mansur | **Capa**: Camilla Koscky | **Projeto gráfico original**: Oya Lydia Bierschwale | **Direção artística do projeto original**: Néjib Belhadj-Kacem | **Diagramação**: Ciro MacCord | **Créditos fotográficos**: © Claire Conybeare - Chinchilla Photography, foto de capa (modelo infantil: Chloe) / © Anne-Laure Jaffrelo / © Shutterstock, páginas 68,69,124,128 / © Simone Bourgarel, p. 70 / © https://aromatherapy-energy.simdif.com/, p. 25 / © https://www.asterale.com, p. 54 | **Depósito legal**: Biblioteca Nacional | **Impresso**: Gráfica Formato.

Descobertas científicas são constantemente atualizadas. Isso implica novas bases em recursos, pesquisas e procedimentos empregados, que devem ser de responsabilidade dos autores. Para que sua autoria seja respeitada, o conteúdo desta obra apenas pode ser divulgado fazendo-se referência às fontes.

Informações não substituem, em hipótese alguma, o trabalho profissional médico ou terapêutico especializado na área. Portanto, toda equipe editorial e sua direção se eximem da responsabilidade pelo uso indevido dessas informações e por quaisquer danos eventualmente causados aos leitores que venham a utilizá-las de forma inadequada ou indevida.

A Editora Laszlo traz qualidade em suas edições e trabalha com muito esmero e técnica na elaboração de suas obras. Agradecemos, desde sempre, a compreensão do leitor por falhas de digitação, impressão, entre outras, que podem ocorrer em qualquer publicação, até em editoras mais experientes. Caso o leitor queira nos informar sobre elas, faça-o por e-mail (contato@editoralaszlo.com.br), a fim de que as edições seguintes sejam corrigidas.

Catalogação na Publicação (CIP)
Ficha catalográfica feita na fonte

J23a Jaffrelo, Anne-Laure

Aromaterapia para os pequenos: Óleos essenciais, óleos graxos e hidrolatos para crianças entre 3 meses e 10 anos / Anne-Laure Jaffrelo; [Tradução Renata Maria Badin], Belo Horizonte: editora Laszlo, 2017.

Título original: *L'aromathérapie des petits: Huiles essentielles, huiles végétales et hydrolats pour les enfants de 3 mois à 10 ans.*
129 p. 15x21cm
ISBN: 978-85-5754-010-1

1. Essências e óleos essenciais. 2. Aromaterapia. 3. Plantas medicinais. 4. Saúde holística. 5. Medicina alternativa. 6. Pediatria I. Título. II. Autor.

CDD: 615.321 CDU: 615.19

Índice para catálogo sistemático:
1. Medicina alternativa: Aromaterapia 641.56

Anne-Laure Jaffrelo

Aromaterapia para os pequenos

Óleos essenciais, óleos graxos e hidrolatos
para crianças entre 3 meses e 10 anos

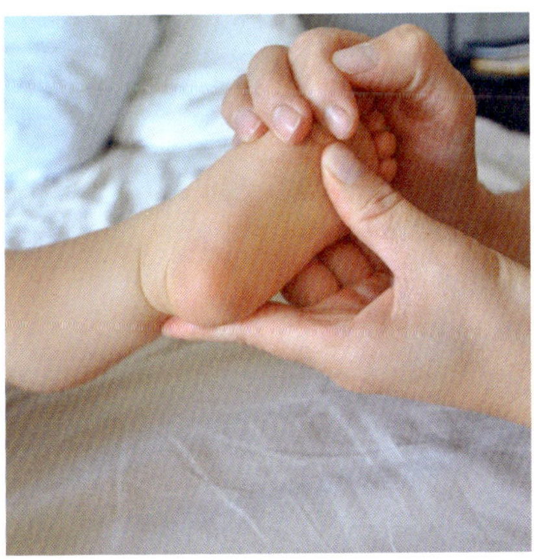

EDITORA
LASZLO

Prefácio para a edição brasileira

Desde que comecei a estudar os óleos essenciais, ouvi muitos prós e contras sobre o seu uso para crianças: não usar abaixo de 7, ou abaixo de 5, 3 anos. Só que na vida real, o uso de óleos essenciais, em quantidades e formas adequadas, traz bons resultados para os nossos anjinhos! Então, se é para o bem e felicidade de todos, por que não usá-los?

No decurso dos meus estudos sobre aromaterapia, descobri as propriedades do hidrolato, essa água que contém uma pequena porcentagem de moléculas aromáticas, que é indicada em casos mais delicados e permite uma utilização suave e segura para as crianças..

Passei a me questionar, por que usar cosméticos ou cremes à base de produtos petroquímicos ao invés de óleos vegetais, completamente inofensivos, que hidratam e aliviam problemas de pele?

Assim nasceu *Aromaterapia para os pequenos*, uma apresentação completa das ferramentas oferecidas pela aromaterapia: óleos graxos (carreadores), hidrolatos e óleos essenciais, a serviço do bem-estar das crianças e/ou das pessoas altamente sensíveis.

Os hidrolatos, óleos essenciais e óleos graxos são instrumentos formidáveis na prevenção e cuidado quando se quer uma saúde natural. Os conselhos deste livro são a título de indicação, por isso não hesite em adaptá-los a seu filho. Fique atenta caso ele seja particularmente sensível a algum produto específico, respeitando as dosagens indicadas.

Espero que este livro seja para as famílias brasileiras um guia prático, útil e fácil de usar e permita cultivar uma vida saudável, da forma mais natural possível.

Enfim, ele traz as maravilhosas qualidades psicoemocionais dos óleos essenciais, do seu uso para amenizar medos, estresse e dificuldades da vida. Por isso, não deixe de utilizar as formas de difusão que agem pelas vias inalatórias, porque elas são uma presença poderosa no auxílio para quem busca o caminho para o equilíbrio. Para grandes e pequenos!

Anne-Laure Jaffrelo
Boa leitura!

Sumário

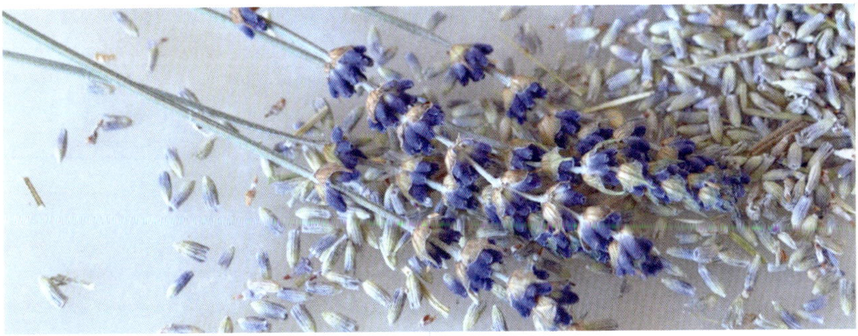

3. Os problemas na saúde de 0 meses a 10 anos

Anexos

1

Introdução

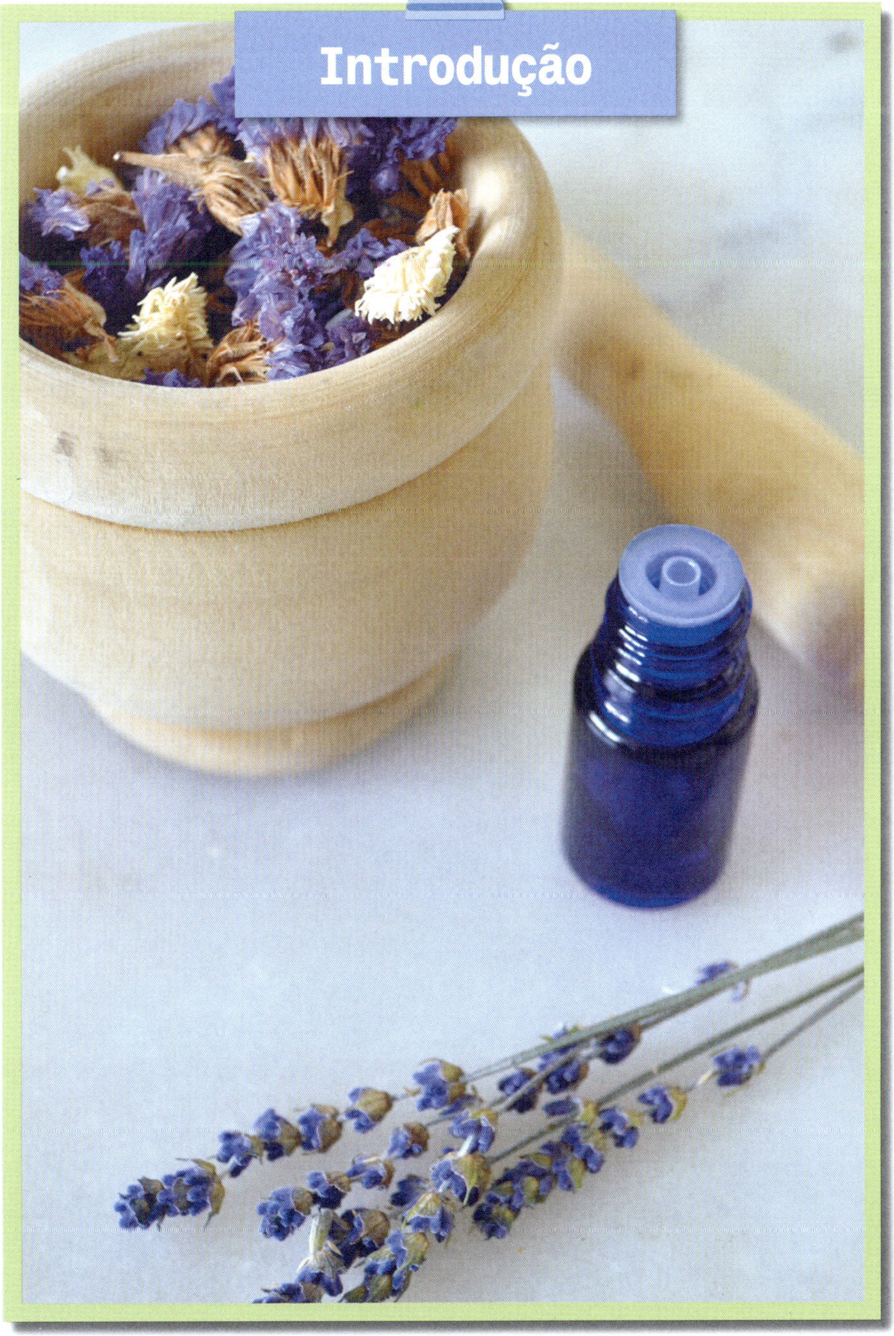

Os óleos essenciais

O que são óleos essenciais?

Um óleo essencial é um "concentrado da planta", com grande poder de ação, muito aromático e extremamente volátil, obtido a partir da destilação de plantas aromáticas que contém essências (mas nem todas as possuem). Essas plantas não oferecem as mesmas quantidades de óleo, o que cria um impacto sobre o preço final do produto (certos óleos essenciais custam até 75 euros por 1 mL, ou seja, por 20 gotas de óleo).

Os óleos essenciais não se misturam à água e, por isso, devem ser diluídos em óleo carreador (graxo) ou outros elementos carreadores (xarope de agave, purê de amêndoas, mel). Podemos utilizá-los para complementar tratamentos com homeopatia, florais, vitaminas e oligoelementos.

Por que o uso de óleos essenciais é relevante para as crianças?

As crianças (principalmente as menores de 4 anos[1]) têm o sistema imunológico parcialmente ativo pois é estimulado pelo contato com o meio externo. A aromaterapia é particularmente eficaz na luta contra as bactérias e os vírus, intensificando o sistema imunológico ou equilibrando o sistema nervoso. Influencia igualmente as emoções e o estresse. Não cria dependência no organismo e a sua complexa composição não permite que os vírus se tornem resistentes.

Os óleos essenciais são polivalentes, aliviam as afecções e regularizam as funções dos órgãos. Por exemplo: um óleo essencial anti-infeccioso trata a infecção e restabelece as defesas do sistema imunológico. Além disso, por serem extremamente eficazes, eles evitam que os problemas de saúde retornem.

No entanto, os óleos essenciais não são todos iguais. Em função de sua família bioquímica, certo óleo pode ter propriedades inadequadas às crianças, e a sua utilização pode ter certas contraindicações mais ou menos fortes.

Por isso encontramos tantos alertas quanto ao seu uso em crianças menores de 5 anos.

Existe porém, uma gama de óleos essenciais que se revelam muito eficazes, quando bem escolhidos e corretamente utilizados. Por isso recomenda-se sempre procurar o nome do óleo em latim e seu quimiotipo (nome da molécula bioquímica principal que define as propriedades e contraindicações).

Atenção

Óleos essenciais, a preços muito baixos, podem conter produtos químicos de baixo custo e, portanto, podem causar alergias.

1 N.R.: Para facilitar a leitura, neste livro, especificamente, representaremos os algarismos todos conforme aspecto mais adequado ao estilo da obra.

Como utilizar os óleos essenciais?

Por via cutânea (massagem)

A massagem é uma forma gostosa de ficar um momento com a criança, de se transmitir afeição e amor. É ideal tanto para relaxar, como também, para aplicar os óleos essenciais de forma localizada, buscando promover a digestão, o sono, a cura de um resfriado ou o alívio de uma dor. Além disso, a mistura de um óleo carreador (graxo) com os óleos essenciais possui um aroma agradável e calmante. A via cutânea é a principal forma de utilização, quando falamos em crianças e bebês.

Cuidados:

- observe as proporções;
- dilua os óleos essenciais em óleos graxos;
- utilize apenas óleos essenciais adequados;
- evite o uso de óleos que ardem na pele (canela, mandarina, segurelha, tomilho qt. timol ou tomilho qt. carvacrol);
- nunca pingue óleo essencial nos olhos, dentro dos ouvidos ou sobre mucosas.

É bom saber

Uma mesma planta pode fornecer vários óleos essenciais, com diferentes campos de ação. Cada um é definido bioquimicamente pela sua principal molécula constituinte, e, portanto, tem propriedades (e contraindicações) que podem ser diferentes. Nem sempre um determinado óleo pode ser substituído por outro, mesmo quando obtido da planta de uma mesma família. Por exemplo, se a utilização do tomilho qt. linalol e do tomilho qt. geraniol é recomendado para crianças, já o tomilho qt. carvacrol ou tomilho qt. timol não o é.

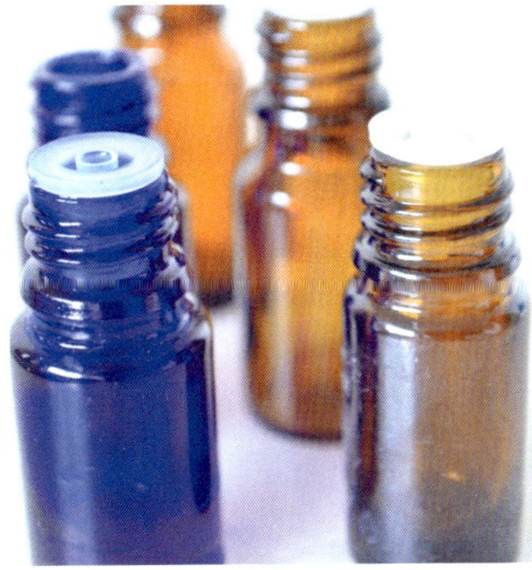

A partir de qual idade?

A partir de 3 meses (não existe idade mínima para massagem com óleo graxo), mas não se deve massagear o rosto do bebê.

Quais óleos essenciais escolher?

Todos aqueles apresentados neste livro.

- **Óleo de odor agradável:** OE de benjoim (o óleo fofinho), com aroma de baunilha, que envolve o corpo em um bálsamo muito aprazível.
- **Óleos essenciais tranquilizantes:** lavanda-verdadeira, petitgrain de laranja-amarga, camomila-romana, manjerona-verdadeira, cenoura, manjericão-verdadeiro qt. linalol, néroli.
- **Óleos essenciais que desobstruem as vias respiratórias:** ravintsara, saro, eucalipto-radiata, ênula-doce, hissopo-decumbens, murta, cardamomo.
- **Óleos essenciais anti-infecciosos:** tomilho qt. linalol, pau-rosa, louro, tea tree, saro, ravintsara, ho wood.
- **Óleos essenciais que auxiliam a digestão:** camomila-romana, manjericão-verdadeiro qt. linalol.

No entanto, é preciso cuidado com os óleos cítricos, pois eles são fotossensibilizantes (então, preste atenção se houver exposição ao sol) e podem irritar a pele se forem pouco diluídos.

Legenda
OE = óleo essencial
OG = óleo graxo
H = hidrolato ou água floral
qt. = quimiotipo

Qual a dosagem?

As proporções apresentadas correspondem ao uso de um conta-gotas (20 gotas equivalem a 1 mL). Para criança de:

- **De 3 meses a 2 anos:** 1 a 2 gotas de OE para 1 colher de chá de OG (1% de OE).
- **De 2 a 6 anos:** 2 a 5 gotas de OE para 1 colher de chá de OG (2 a 4% de OE).
- **De 6 a 10 anos:** 4 a 6 gotas de OE para 1 colher de chá de OG (5% de OE).

É possível aplicar os óleos essenciais puros sobre a pele das crianças a partir de 4 anos, em casos de urgência (cortes, dedos prensados). Fora dessas condições, os óleos essenciais devem sempre ser diluídos em um pouco de óleo graxo.

As pessoas (adultos ou crianças) reagem de forma diferente a um mesmo óleo essencial. Para evitar eventuais surpresas, faça um teste no antebraço, no cotovelo ou no punho da criança, aplicando 1 gota da mistura que pretende usar. Espere 20 minutos ou na melhor das hipóteses, 24 horas. Se não aparecer vermelhidão ou outro tipo de reação, então a mistura poderá ser utilizada.

Atenção
Se você estiver em dúvida sobre a segurança de um óleo essencial para o seu filho, escolha então um óleo graxo ou um hidrolato.

Proceda da seguinte forma para dosar corretamente o óleo essencial: ao nível dos olhos, segure com uma mão o conta-gotas e com a outra o vidro de OE um pouco inclinado. Fique atento, porque às vezes as gotas caem rapidamente. Alguns óleos fluem mais lentamente, dependendo da sua densidade. Levante o vidro assim que a última gota cair.

É bom saber
Se for utilizar mais de 1 óleo essencial, ou se caírem mais gotas do que o esperado, adicione 1 colher de chá de óleo graxo para cada 2 gotas de óleo essencial. Serão suficientes 4 gotas de óleo essencial dissolvidas em 1 colher de chá de óleo graxo para crianças a partir de 2 anos, no geral (assim como para os adultos).

Atenção
Você não vai conseguir uma ação mais rápida ou mais eficaz usando uma superdosagem de óleos essenciais, porque somente 1 gota de óleo essencial equivale a aproximadamente a 1 kg da planta!

Por via inalatória (difusão)

A difusão de óleos essenciais é uma ótima maneira de purificar e limpar os ambientes, e eliminar odores (cozinha, umidade). Além disso, a inalação de óleos essenciais fortalece o sistema imunológico, acalma e tonifica o sistema nervoso. Alguns óleos essenciais são indicados para ajudar na desobstrução das vias aéreas, outros para

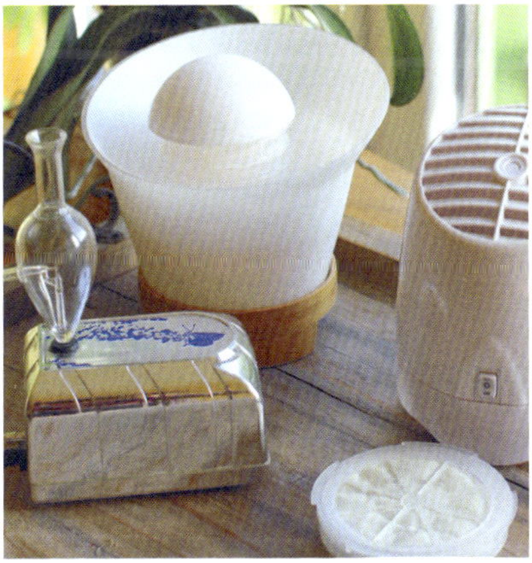

relaxar a mente. Inalados ou aplicados sobre a pele, os óleos essenciais passam sistematicamente para o sangue e depois de 5 a 8 horas são eliminados. Verifique sempre, antes de aplicar o óleo essencial escolhido, se ele é adequado ao uso.

A partir de qual idade?

A partir de **3 meses**, mas não permaneça com o bebê no ambiente, ou seja, a criança deve ser retirada do ambiente assim que se ligue o difusor e só trazida posteriomente quando ele já estiver desligado.

Quais óleos essenciais escolher?

- **Óleos essenciais para prevenção dos males do inverno:** tomilho qt. linalol, ravintsara, saro, tea tree.
- **Óleos essenciais para respiração:** eucalipto-radiata, ravintsara, saro.
- **Óleos essenciais tranquilizantes:** mandarina, lavanda-verdadeira, petitgrain de laranja-amarga.

Evite os óleos essenciais muito densos, como benjoim, que podem entupir o difusor, ou óleos muito caros, que devem ser reservados para massagens.

Qual a dosagem?

Em um difusor que não receba aquecimento, coloque 12 gotas de óleos essenciais puros. O calor, por mais suave que seja, altera os OEs que acabam queimando no fundo do difusor sem serem difundidos (evite os difusores tipo rechô que se utilizam de velas para aquecer). Deixe de 10 a 15 minutos. O ideal é utilizar um difusor ultrassônico, um difusor de vidro ou com um ventilador: esses são os difusores mais apropriados para manter as propriedades dos óleos essenciais. Os nebulizadores à base de água difundem os aromas e permitem a evaporação dos OEs sem quebrar suas moléculas. Cuidado com os difusores de vidro que podem se quebrar e se obstruem com facilidade. Se você quiser umidificar o ar, escolha um modelo que combine a função de nebulizar ou de ultrassom (muito eficaz e de fácil manutenção). O difusor tipo ventilador necessita de um cartucho que, uma vez saturado o óleo essencial, deve ser substituído. A vantagem é que ele é de plástico e não precisa de água.

Por via cutânea (na água do banho)

Associados a um momento de descontração e relaxamento, após um dia agitado, os óleos essenciais criam uma atmosfera perfeita para a recuperação, para a calma ou mesmo a prevenção e alívio dos males de inverno. Nesse caso, é imperativo diluir os óleos essenciais antes de serem adicionados ao banho, caso contrário, suas gotas flutuarão na superfície da água e ficarão nas paredes da banheira, na pele ou nas mucosas, o que poderá causar irritação e coceiras.

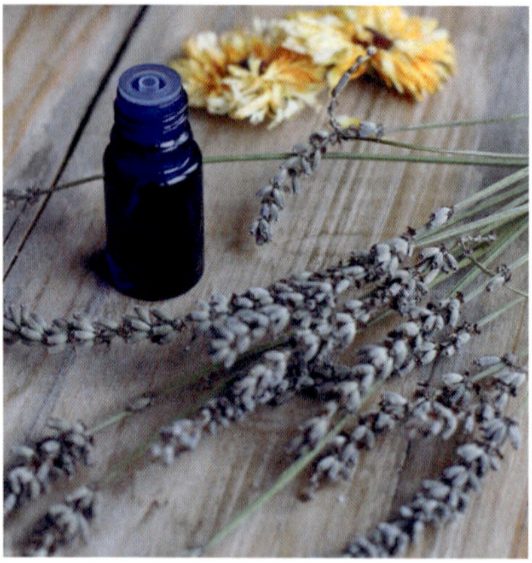

A partir de qual idade?

A partir de **3 meses**. Os óleos essenciais devem ser diluídos em 1 colher de sopa de gel de banho, ou creme de leite fresco ou mesmo de leite em pó.

Quais óleos essenciais escolher?

• **Para relaxamento:** lavanda-verdadeira, petitgrain de laranja-amarga, benjoim, gerânio-rosa.

• **Para prevenção das afecções de inverno:** eucalipto-radiata, saro, ravintsara, tomilho qt. linalol.

Evite os óleos essenciais cítricos (mandarina, limão, laranja), bem como os óleos caros (camomila-romana, ênula-doce, néroli).

Qual a dosagem?

• **Para criança de 3 meses a 1 ano:** 2 gotas de OE.

• **De 1 a 3 anos:** 3 gotas de OE.

• **De 3 a 10 anos:** 6 gotas de OE.

Em uma tigela, misture o OE com 1 colher de sopa de gel para banho, xampu natural ou de leite em pó, ou 1 copo de leite. Pode-se igualmente utilizar uma base neutra (Solubol), que faz com que os óleos essenciais se misturem à água (1 gota de OE para 4 gotas de Solubol). Derrame então a mistura na água e agite.

Por via anal (supositório)

O supositório é a melhor forma de solucionar as afecções de ouvidos, nariz e garganta ou pulmonares. Pode-se mandar preparar na farmácia os supositórios de óleos essenciais. Entram rapidamente no organismo, espalham em 10 minutos as moléculas ativas e têm validade de um ano.

A partir de qual idade?

A partir de 6 meses. Após a introdução do supositório, segure o bebê deitado de costas por cerca de 10 minutos, que é o tempo para derreter e evitar que o supositório seja expelido.

Qual a dosagem?

• **Para criança de 6 meses a 3 anos:**: supositório de 40 mg de OE para 1 supositório de 1 ou 2 g.

• **De 3 a 5 anos:** supositório de 60 mg de OE para 1 supositório de 1 ou 2 g.

• **De 5 a 7 anos:** supositório de 80 mg de OE para um supositório de 1 ou 2 g.

• **De 7 a 10 anos:** supositório de 100 mg de OE para um supositório de 1 ou 2 g.

Usa-se 2 vezes ao dia, com intervalo de 6 horas.

Por via inalatória (inalação)

A inalação é o melhor dos remédios em caso de nariz entupido ou catarro.

A partir de qual idade?

A partir de 4 anos.

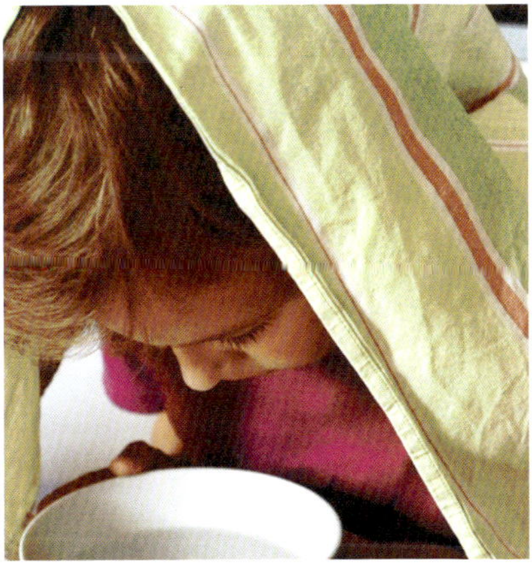

Quais óleos essenciais escolher?

Os OEs mais indicados são os de eucalipto-radiata, tomilho qt. linalol, ravintsara, saro, lavanda-verdadeira e louro.

Qual a dosagem?

Coloque 4 gotas de OE em uma tigela de água bem quente (não fervendo). Cubra a criança com uma toalha, faça com que ela se debruce sobre a tigela e respire por 5 minutos, com os olhos fechados ou protegidos por óculos de natação.

É possível misturar diferentes óleos essenciais, sempre respeitando a dosagem indicada (4 gotas no máximo). Existem inaladores de plástico que são mais confortáveis e que evitam o contato do vapor com os olhos.

Por via oral

É desnecessária a ingestão de óleos essenciais por uma criança (já que conseguimos os mesmos efeitos quando os usamos pela pele) e arriscada (pois podem acontecer irritações das mucosas), além do que eles têm um sabor forte e nem sempre agradável. No entanto, para crianças acima de 10 anos, e em casos de tosse, podemos diluir algumas gotas de óleo essencial em xaropes.

Os hidrolatos são, por si só, mais adequados a crianças, gestantes e lactantes (p. 22-23). Menos concentrados e muito menos fortes ao paladar, eles são, no entanto, muito eficazes (p. 25-27).

A partir de qual idade?

A partir de 10 anos.

Quais óleos essenciais escolher?

Os óleos de limão e mandarina favorecem a digestão.

Qual a dosagem?

Misturadas em um carreador, use 1 a 3 gotas (mel, purê de amêndoas, xarope de agave).

Preparações e proporções

Anote sempre suas receitas e preparações em um caderno, pois os rótulos podem desaparecer. Verifique também as contraindicações dos óleos essenciais utilizados.

Os óleos graxos podem ser substituídos por loções corporais orgânicas.

Armazenamento

OEs não devem ser expostos ao sol e ao calor (a partir de 40 ºC). Armazene os vidros por ordem alfabética ou em uma caixa com alguma etiqueta na tampa (para evitar que algum fique de fora) ou em uma prateleira ou armário de remédios, fora do alcance das crianças. Evite guardar seus óleos no banheiro, já que se trata de um ambiente quente e úmido. Dê preferência para guardá-los no quarto, por exemplo.

Resumindo

- **Por via inalatória e/ou aérea (difusão; inalação):** para induzir o sono, relaxar, purificar a casa ou prevenir enjoos de viagem; para nariz entupido e catarro.
- **Por via cutânea (vaporização, massagem, banho):** para problemas respiratórios, por exemplo, em aplicação na região dos brônquios, use na parte superior das costas, pescoço, testa, em torno das orelhas.
- **Por via anal (supositórios):** quando indicado, para solucionar afecções de ouvido, nariz, garganta e vias respiratórias.
- **Por via oral:** apenas a partir dos 10 anos, misturado a xaropes, para tosse.
- **Por tipos de problema:**
  - **Problemas emocionais ou nervosos:** use sob as solas dos pés, ao longo da coluna, pescoço, plexo solar, interior dos pulsos.
  - **Problemas digestivos:** aplique sobre o ventre na direção dos ponteiros do relógio.
  - **Problemas de pele do tipo:** pancadas, feridas, picadas, eczema em aplicação local.
  - **Problemas de estresse:** na água do banho para acalmar, recuperar ou prevenir males de inverno.

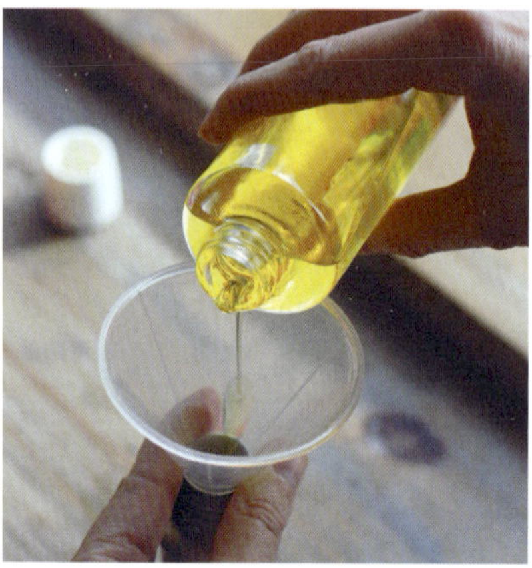

Obs.: Cuidado ao misturar cosméticos e óleos essenciais, pois podem surgir reações significativas na pele.

Você pode reutilizar os vidros, desde que os lave bem com água, sabão e uma escova, ou mesmo os ponha na máquina de lavar louças.

Para fazer suas próprias sinergias em frascos do tipo roll-on, borrifador, ou para fazer óleos de massagem e talcos aromáticos, utilize as seguintes proporções:

Atenção

Se os óleos essenciais, hidrolatos e óleos graxos podem fazer parte do dia a dia e tratar pequenos males sem gravidade, não podem substituir uma consulta com o médico em caso de sintomas graves (febre alta, dor severa, hemorragia inexplicada, alteração do estado geral), especialmente em casos de bebê ou criança pequena de saúde frágil.

- tomando como base que 1 colher de chá = 5 mL; 1 colher de sopa = 15 mL; 1 mL = 20 a 30 gotas de OE de acordo com o conta-gotas (maior ou menor);
- usar 2% de OE, tomando como base 1 mL = 20 gotas: 2 gotas em 1 colher de chá; 6 gotas em 1 colher de sopa; 12 gotas em um frasco de 30 mL;
- usar 5% de OE, tomando como base 1 mL = 20 gotas: 5 gotas de OE em uma colher de chá; 15 gotas de OE em 1 colher de sopa; 30 gotas de OE em um frasco de 30 mL.

Material: roll-on (para picadas e para respiração), bálsamo de Karité, borrifador (para a casa), talco, óleo de massagem.

Boas reações... em caso de reação

Se você derramar óleo essencial:

• Diretamente sobre a pele, retire o excesso com um algodão ou lenço, e depois enxague abundantemente a região com óleo graxo. Em seguida, lave com água morna e sabão e aplique novamente o óleo graxo. Se a pele ficar avermelhada após a aplicação de uma preparação com OEs, enxague bem com um óleo graxo. Nunca use água.

• Nos olhos, lave com ½ copo de óleo graxo (não importa qual). A visão ficará um pouco turva por um tempo e depois retornará ao normal.

• Já se o OE for usado em difusão e isso provocar coceiras nos olhos, areje bem o ambiente.

Obs.: Se a criança engolir OE, procure socorro médico imediato. Você pode administrar argila ou carvão ativado, mas não dê nada para a criança beber ou comer além disso.

As famílias bioquímicas que se adaptam (ou não) às crianças

Os óleos essenciais devem sua ação e versatilidade à grande quantidade de moléculas bioquímicas de que são feitos (em torno de 150). Essa é a razão pela qual suas propriedades, indicações e contraindicações são tão numerosas. Isso também explica porque os vírus não oferecem resistência a eles, contrariamente do que acontece com os medicamentos, que normalmente apresentam apenas uma molécula ativa.

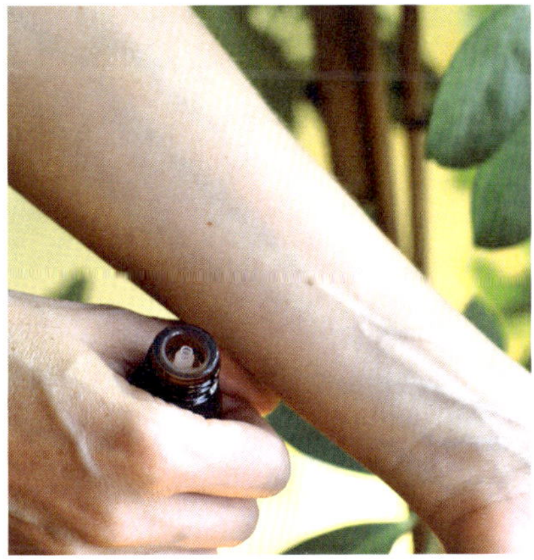

As famílias bioquímicas para crianças

As moléculas dos óleos essenciais são classificadas por famílias (cetonas, fenóis, ésteres, óxidos, etc.).

• **Álcoois ou monoterpenos** (anti-infecciosos, analgésicos, antifúngicos): os OEs que contém monoterpenos têm os mesmos efeitos que os óleos que contém fenóis, porém com menos contraindicações: manjericão-verdadeiro qt. linalol, tomilho qt. linalol, tomilho qt. tuianol, pau-rosa, ho wood, palmarosa, tea tree, ravintsara, lavanda-verdadeira.

Atenção! Nessa família temos o mentol presente na hortelã-pimenta e que pode provocar espasmos na glote (p. 50)

• **Aldeídos terpênicos** (anti-inflamatórios, inseticidas, anti-infecciosos, dermocáusticos – mas podem ser utilizados diluídos na pele): verbena-limão, melissa, eucalipto-citriodora, citronela.

• **Cetonas sesquiterpênicas** (mucolíticas, respiratórias, antivirais), sem contraindicação: sempre-viva-verdadeira (immortelle), camomila-romana.

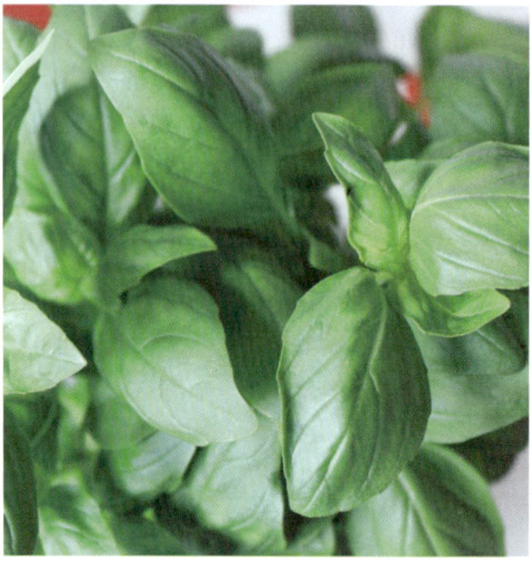

• **Ésteres** (antiespasmódicos, antiestresse, analgésicos): lavanda-verdadeira, ylang-ylang, camomila-romana.
• **Óxidos terpênicos** (eucaliptol, anti-infecciosos, antivirais, antibacterianos das vias respiratórias): eucalipto-radiata, louro, ravintsara, saro.
• **Terpenos** (desinfetantes, tônicos, expectorantes, respiratórios): pinheiro, abeto, zimbro, cítricos.

Lista alfabética dos óleos essenciais indicados às crianças

Baunilha (*Vanila planifolia*), benjoim (*Styrax benzoin*), camomila-alemã ou matricária (*Matricaria chamomilla* L.), camomila-romana (*Chamaemelum nobile*), cardamomo (*Elettaria cardamomum*), cenoura (*Daucus carota*), cisto (*Cistus ladanifer*), coentro (*Coriandrum sativum*), ênula-doce (*Inula odorata*), eucalipto-citriodora (*Corymbia citriodora*), eucalipto-radiata (*Eucalyptus radiata*), eucalipto-smithii (*Eucalyptus smithii*), gengibre (*Zingiber officinalis*), gerânio-rosa (*Pelargonium x asperum*), grapefruit (*Citrus paradisi*), hissopo-decumbens (*Hyssopus officinalis* var. *decumbens*), ho wood (*Cinnamomum camphora* var. *lillanoliferum*), sempre-viva-verdadeira (*Helichrysium angustifolium* var. *italicum*), junípero (*Juniperus communis*), laranja-doce (*Citrus x sinensis*), lavanda-verdadeira (*Lavandula angustifolia*), lavanda-spike (*Lavandula latifolia*), limão (*Citrus x limon*), louro (*Laurus nobilis*), mandarina (*Citrus x reticulata*), manjericão-verdadeiro qt. linalol (*Ocimum basilicum* qt. linalol), manjerona-verdadeira (*Origanum marjorana*), murta (*Myrtus communis*), néroli (*Citrus* × *aurantium*), palmarosa (*Cymbopogon martinii*), pau-rosa (*Aniba rosaedora*), petitgrain de laranja-amarga (*Citrus* × *aurantium*), ravintsara qt. cineol (*Cinnamomum camphora*), saro (*Cinnamosma fragans*), tea tree (*Melaleuca alternifolia*), tomilho qt. geraniol (*Thymus officinalis*), tomilho qt. linalol (*Thymus vulgaris*), ylang-ylang (*Cananga odorata*).

> **Atenção**
> Utilizar os cítricos principalmente em difusão para evitar o risco de irritação da pele, especialmente se as aplicações tiverem de ser frequentes e os óleos não estiverem bem diluídos.

As famílias bioquímicas desaconselháveis para crianças:

• **Fenóis** (dermocáusticos e hepatotóxicos): segurelha (*Satureja montana*), tomilho qt. carvacrol, tomilho qt. timol, orégano-compacto (*Origanum compactum*).
• **Cetonas monoterpênicas** (neurotóxicas, epiléticas, mucolíticas, antiespasmódicas): hortelã-do-campo (*Mentha arvensis*), poejo (*Mentha pulegium*), hortelã-pimenta (*Menta x piperita*), todos os alecrins, la-

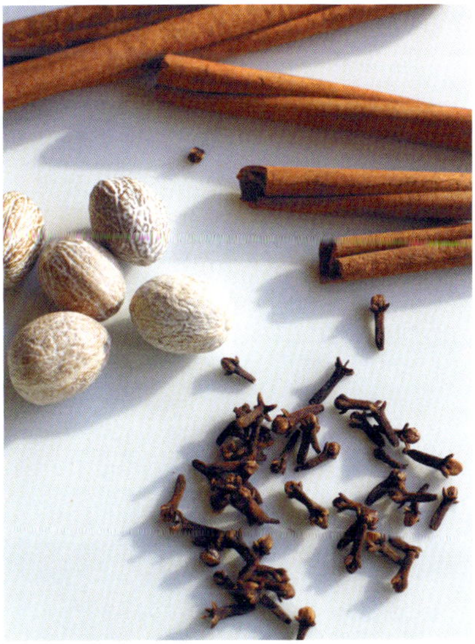

vanda-spike, lavandim (*Lavandula hybrida*)[2], eucalipto-menta (*Eucalyptus dives*), eucalipto-polibractea (*Eucalyptus polybractea*), milefólio (*Achillea millefolium*), tanaceto-azul (*Tanacetum annuum*), cânfora-branca (*Cinnamomum camphora*), cúrcuma (*Curcuma longa*), espruce-branco (*Picea glauca*), espruce-vermelho (*Picea rubens*), abcto-azul do colorado (*Picea plugens*), espruce-europeu (*Picea europea*), sálvia-dalmaciana (*Salvia officinalis*), tuia (*Thuya occidentalis*), absinto (*A. Absinthium*), artemísia-branca (*A. herba alba*), artemísia-comum "moxa" (*A. vulgaris*), hissopo (*Hyssopus officinalis*).

• **Éteres, fenóis:**
- Metil-éteres (antiespasmódicos e antialérgicos): estragão, manjericão-exótico qt. estragol (esses 2 óleos essenciais podem eventualmente serem utilizados em casos de espasmos fortes ou rinite alérgica, mas não de forma contínua).
- Anetóis (*estrogênio-like* – provocam os mesmos efeitos fisiológicos que os estrogênios): erva-doce, funcho-doce.

• **Aldeidos aromáticos** (anti-infecciosos, fortemente dermocáusticos): litsea cubeba, canelas. Os OEs dessa família podem ser utilizados sob a supervisão de um profissional, em aplicação na sola dos pés, desde que bem diluídos.

Óleos essenciais de uso pontual (ou em caso de urgência) e por indicação de um especialista:

• **Manjericão-exótico qt. estragol:** para crianças a partir de 7 anos, diluído a 5% (no máximo 6 gotas em 1 colher de chá de OG), em caso de rinite alérgica (p. 96) ou de espamos abdominais.

• **Canela-do-ceilão (cascas):** para crianças a partir de 10 anos, diluída em massagem no abdome, em caso de diarreia de viagem ou de gastroenterite (p. 84).

• **Cravo-da-índia (botões):** para crianças a partir de 6 anos, em caso de infecção gastrointestinal (p. 84).

• **Estragão:** para crianças a partir de 7 anos, diluído a 5%, em casos de alergia ou de espasmos abdominais.

• **Eucalipto-glóbulos:** para crianças a partir de 8 anos, em mistura sobre a pele (4 gotas em 1 colher de chá de OG), em caso de excesso de muco.

• **Lavanda-spike:** para crianças a partir de 4 anos, pura em caso de queimaduras, picadas.

2 N.E.: O lavandim var. Abrialis possui teor mais elevado de cânfora e, entendemos, por isso, que a autora o desaconselhe para crianças. Lavandim var. grosso possui pouca cânfora e muito linalol.

• **Levístico:** para crianças a partir de 10 anos, em hidrolato.
• **Hortelã-pimenta:** para crianças a partir de 4 anos, puro unicamente nos dedos que sofreram contusão, foram prensados (esmagados, com hematomas); a partir de 10 anos em difusão ou em massagem, ou em hidrolato por via oral.

Óleos essenciais que devem ser evitados para crianças e bebês:

Absinto (*Artemisia absinthum*), milefólio (*Achillea millefolium*), angélica (*Angelica archangelica* e *A. sylvestris*), endro (*Anethum graveolens*), erva-doce (*Pimpinella anisum*), ambrosia (*Ambrosia artemisiifolia*), anis-estrelado (*Illicium verum*), manjericão-exótico qt. estragol (*Ocimum basilicum*), manjericão-santo ou tulsi (*Ocimum basilicum sanctum*), boldo (*Boldea fragans*), tanaceto-azul (*Tanacetum annuum*), cânfora-branca (*Cinnamomum camphora*), alcaravia (*Carum carvi*), cedro (*Cedrus atlantica* e *C. deodora*), cúrcuma (*Curcuma longa*), cipreste (*Cupressus sempervirens*), cipreste-azul (*Cupressus arizonica*), espruces (*Picea glauca, P. rubens, P. plugens* e *P. europea*), estragão (*Artemisia dracunculus*), eucalipto-menta, glóbulos, polibractea qt. criptona, funcho (*Foeniculum vulgare*), vitex (*Vitex agnus castus*), lantana (*Lantana camara*), lavanda-spike (*Lavandula latifolia*), lavanda-estoeca (*Lavandula stoechas*), lavandim (*Lavandula hybrida*), hortelã-do-campo (*Mentha arvensis*), hortelã-verde (*Mentha spicata*), menta-silvestre (*Mentha sylvestris*), hortelã-pimenta (*Mentha x piperita*), poejo (*Mentha pulegium*), noz-moscada (*Myristica fragans*), niaouli (*Melaleuca quinquenervia*), orégano-compacto (*Origanum compactum*), salsa (*Petroselinum sativum et crispum*), alecrim -verdadeiro (*Rosmarinus officinalis* quimiotipos verbenona, cineol, borneol), arruda (*Ruta graveolens*), segurelha (*Satureja montana*), sassafrás (*Sassafras officinalis*), sálvia-dalmaciana (*Salvia officinalis*), sálvia-esclareia (*Salvia sclarea*), santolina ou lavanda-algodão (*Santolina chamaecyparissus*), tomilho-serpilho ou serpolet (*Thymus serpyllum*), tagetes (*Tagetes minuta* e *T. patula*), tuia (*Thuya occidentalis*), tomilho qt. carvacrol (*Thymus officinalis*), tomilho qt. timol (*Thymus officinalis*).

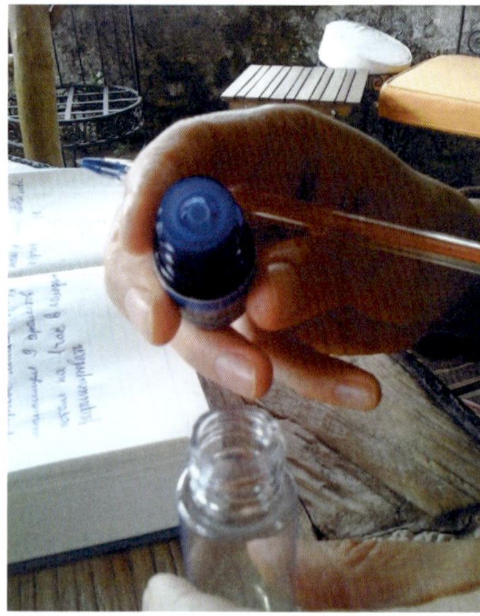

Resumindo
Podemos utilizar os óleos essenciais se forem:
- de boa qualidade (biológica e química, isto é, que seja um bom quimiotipo);
- adaptados (moléculas bioquímicas não tóxicas);
- utilizados em pequenas quantidades, evitando a via oral.

Perguntas comuns

Como escolher um produto de boa qualidade?

Antes de adquirir óleos essenciais e hidrolatos, alguns pontos devem ser observados:

- **O frasco:** escolha um óleo essencial ou hidrolato que esteja em um frasco âmbar ou azul (que protegem o conteúdo da luz).
- **O rótulo:** deve conter a expressão 100% *puro e natural*, garantia de um produto sem adição de qualquer outro; deve aparecer o nome botânico da planta em latim (os eucaliptos, tomilhos, alecrins, lavandas, hortelãs e sálvias não são do mesmo tipo) e a indicação do quimiotipo (qt.) da planta, sua principal molécula ativa, assim como a parte que foi destilada (que determinará as propriedades específicas do produto).
- **O preço:** evite óleos essenciais e hidrolatos muito baratos. Produtos puros, provenientes da agricultura biológica, exigem grandes quantidades de planta, de trabalho e paciência. Se for barato pode não satisfazer aos mesmos critérios de qualidade.
- **O aroma:** o teste final! Com um pouco de prática, é fácil. Apenas pela inalação do conteúdo do frasco, pode-se identificar a complexidade bioquímica e a qualidade do produto.

Pode-se utilizar óleos essenciais durante um tratamento alopático?

É possível utilizar os óleos essenciais em difusão e em massagem, simultaneamente a um tratamento alopático, desde que não esteja tomando antibióticos, a fim de não sobrecarregar o corpo com muita informação. É preferível utilizar OEs preventivamente, sem qualquer tratamento com fármacos.

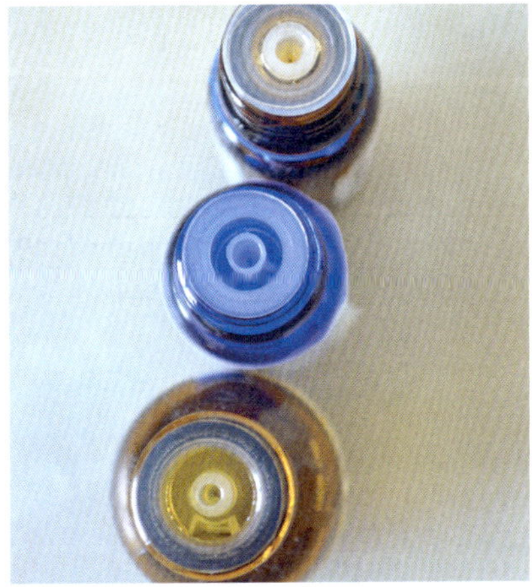

Como evitar as reações alérgicas?

Faça o teste já citado na p. 12.

Por que é comum vermos na internet ou em certos livros, que a utlização de óleos essenciais não é recomendada para crianças menores de 6 anos?

Por precaução, certos autores preferem fazer essas recomendações para pessoas que não têm muita informação sobre a atuação dos OEs. Ao utilizar esses produtos com precisão (que vai desde a escolha do óleo essencial, o respeito quanto às proporções, entre outras coisas.), você terá todas as suas propriedades a favor de seus filhos. No entanto, evite o uso oral, arriscado e inadequado na maioria dos casos.

A quantas gotas corresponde 1 mL de óleo essencial?

Dependendo do tamanho do conta-gotas, 1 mL de óleo essencial corresponde a 20 ou 30 gotas. Para maior precisão, contate o fornecedor. Normalmente essas informações são fornecidas pelo próprio site.

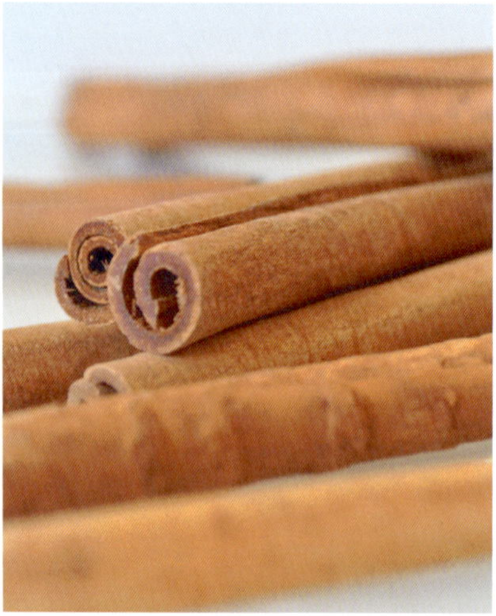

Se você está grávida ou amamentando

Se você está grávida...

O uso de óleos essenciais deve ser evitado durante os 3 primeiros meses de gravidez, é possível o seu uso depois desse período, se necessário, e sob certas condições de utilização (difusão, cosméticos), escolha do produto e a dosagem (o óleo deve ser adequadamente diluído). Deve-se apenas tomar cuidado para não utilizar óleo essencial ou hidrolato com efeito hormonal, pois eles podem ser tóxicos para o sistema nervoso e podem funcionar como um gatilho para o parto (uterotônico)[3].

Evitar de qualquer maneira

- **Óleos essenciais e hidrolatos de ação hormonal:** sálvias (*Salvia officinallis e Salvia sclarea*), niaouli (*Melaleuca quinquenervia*), salsas (*Petroselinum sativum* e *P. crispum*), erva-doce (*Pimpinella anisum*), funcho (*Foeniculum vulgare*), anis- estrelado (*Illicium verum*), angélicas (*Angelica archangelica* e *A. sylvestris*), estragão (*Artemisia dracunculus*), cipreste (*Cupressus sempervirens*), ravensara (*Ravensara anisata*), olíbano (*Boswelia carterii*), vitex (*Vitex agnus castus*), alecrins, sândalo (*Santalum album*), manjericão-exótico (*Ocimum basilicum*).

- **Óleos essenciais uterotônicos:** cravo-da-índia (botões) (*Eugenia cariophylla*), gerânios (*Pelargonium graveolens, P. asperum* e *P. tomentosum*), palmarosa (*Cymbopogon martinii*), canelas (*Cinnamomum verum, C. cassia* e *C. zeylanicum*), jasmins (*Jasminus sambac, J. grandiflorum*).

Todos os óleos essenciais e hidrolatos deste livro são recomendados, exceto gerânio (uterotônico), lavanda-spike e hortelã-pimenta (óleos neurotóxicos).

- **Óleos essenciais e hidrolatos neurotóxicos** (contém cetonas monoterpênicas): sálvia-dalmaciana (*Salvia officinalis*), tuia (*Thuya occidentalis*), absinto (*Artemisia absinthum, A. herba* e *A. vulgaris*), hissopo (*Hyssopus officinalis*), poejo (*Mentha pulegium*), alecrim-verdadeiro (*Rosmarinus officinalis* quimiotipos verbenona, cineol, borneol), eucalipto-hortelã e polibractea (*Eucalyptus polybractea*), lavanda-spike (*Lavandula latifolia*), lavandim (*Lavandula hybrida*), milefólio (*Achillea millefolium*), tanaceto-azul (*Tanacetum annuum*), cânfora-branca (*Cinnamomum camphora*), espruce-branco (*Picea glauca*), espruce-vermelho (*Picea rubens*), abeto-azul (*Picea pugens*).

3 N.E.: Para mais informações, veja: HOWES, M. J. et al. Assessment of estrogenic activity in some common essential oil constituents. *J Pharm Pharmacol.* Nov. 2002, v. 54, n. 11, p. 1521-8.

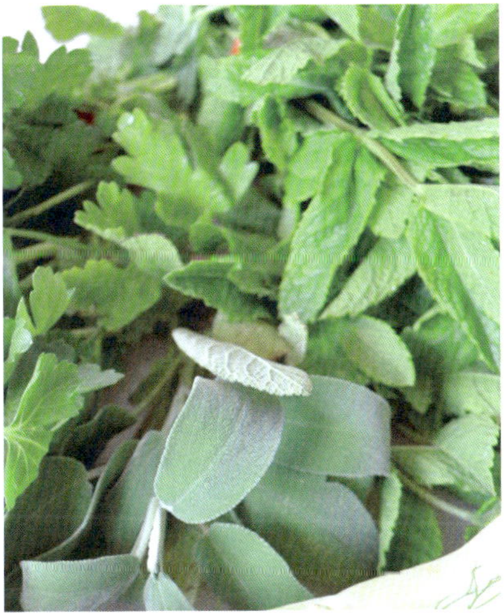

Obs.: Se você está tendo uma gravidez delicada e de risco, ou se você tiver alguma dúvida, não use plantas, quer sob a forma de óleos essenciais, águas florais, cápsulas, tinturas ou chás de ervas. Somente o chá de urtiga (*Urtica dioica*) é recomendado pelo seu alto teor de ferro e sua capacidade de prevenir a anemia.

Evitar

- Sabina (*Juniperus sabina*), arruda (*Ruta gaveolens*), sálvia-dalmaciana (*Salvia officinalis*), hissopo (*Hyssopus officinalis*), absinto (*Artemisia absinthium*), carpineira (*Ambrosia artemisiifolia*), tagetes (*Tagetes minuta*, *T. patula*), boldo (*Boldea fragans*), santolina (*Santolina chamaecyparissus*).

- **Óleos essenciais e hidrolatos hepatotóxicos, contendo timol e carvacrol:** tomilho qt. timol (*Thymus officinalis*), tomilho-serpilho (*Thymus serpyllum*), segurelha (*Satureja montana*), orégano-compacto (*Origanum compactum* ou *O. vulgare*).

Encontramos essas mesmas plantas como alimento ou condimentos. Observe o seu consumo de soja, lúpulo, cerveja, salsa, alcaçuz, sálvia, erva-doce, aveia, funcho, anis-estrelado, tomilho, cravo.

Se você estiver amamentando

Se você estiver amamentando, tudo o que você ingerir, passará para o leite: os alimentos, o café, o álcool e, consequentemente, os óleos essenciais. Portanto, não abuse dos óleos essenciais (não mais do que 10 gotas por dia), principalmente daqueles desaconselhados para bebês por via oral ou cutânea.

Evite óleos essenciais (e as plantas frescas correspondentes) que interrompem o fluxo de leite: sálvia-dalmaciana (*Salvia officinalis*), salsa (*Petroselinum sativum* e *P. crispum*), hortelã-pimenta (*Mentha x piperita*).

Os óleos graxos (carreadores)

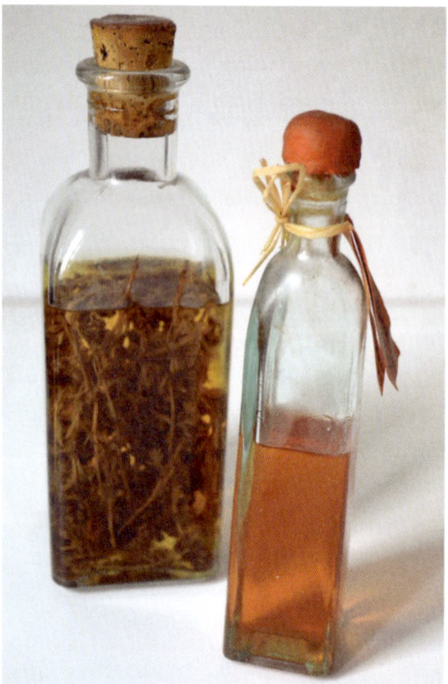

O que é um óleo graxo e quais são seus benefícios?

Os óleos graxos são gorduras obtidas a partir da prensagem de oleaginosas. Eles são utilizados também na maceração de plantas, pois absorvem suas propriedades: temos então óleos macerados de calêndula, arnica, erva-de-são-joão entre outros.

Como escolher esses óleos graxos?

Ricos em perfumes e de coloração diferente, eles possuem numerosas qualidades.

É importante escolher óleos de primeira prensagem a frio, de preferência orgânicos, a fim de oferecer à pele um leque de propriedades hidratantes, anti-inflamatórias, antioxidantes, cicatrizantes, drenantes, etc. Os óleos graxos possuem alto teor de ácidos graxos valiosos e algumas vitaminas.

Como utilizá-los?

Podemos utilizá-los sozinhos ou misturar vários deles, para substituir um creme cosmético ou uma loção corporal. Os óleos graxos são recomendados para toda a família, incluindo as grávidas e lactantes. Eles servem de base para diluir os óleos essenciais para aplicação sobre a pele.

Armazenamento e conservação

Devem ser mantidos longe do calor e da luz, pois têm vida limitada e podem oxidar: por isso tome cuidado para não armazenar muitas garrafas de óleos graxos. Se houver alteração no odor é porque o óleo pode ter se tornado rançoso.

É bom saber

Os óleos ditos *neutros*, incolores e sem aroma são óleos refinados que não possuem princípios ativos.

Os hidrolatos

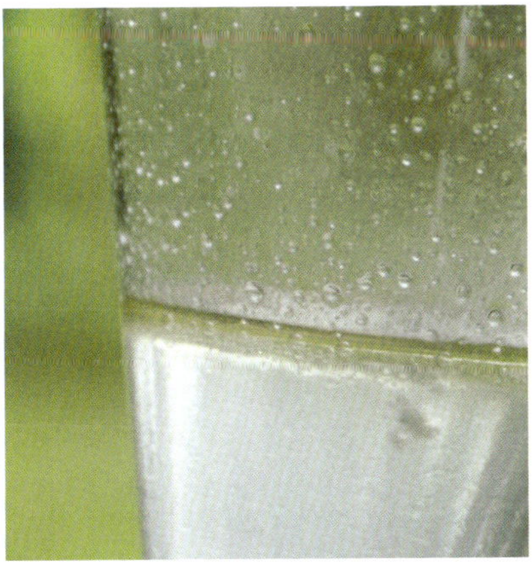

O que é um hidrolato?

Comumente conhecido como *água floral*, é a água proveniente da destilação dos óleos essenciais que contém também princípios ativos.

Mesmo contendo apenas uma pequena quantidade de óleos essenciais e moléculas aromáticas solúveis em água (cerca de 1%), ele retém as mesmas propriedades (com algumas variações) do óleo do qual é derivado. Versão *homeopática* dos óleos essenciais, é muito suave e sem moléculas agressivas. Muito diluído, seus efeitos por via oral são espetaculares e bem imediatos principalmente sobre as emoçoes: se os primeiros avanços aparecem após 2 semanas de uso, temos de continuar o tratamento por 20 a 25 dias, chegando a 40 dias no total.

O hidrolato é bem mais barato do que o óleo essencial. A diferença é significante quando falamos em óleos preciosos (rosa, melissa, verbena-limão, néroli, ênula, camomila-romana, cisto, sempre-viva-verdadeira). Podemos desfrutar das propriedades desses óleos de maneira mais econômica.

É bom saber

Normalmente utilizamos o termo *água floral* para os hidrolatos. Na realidade, as águas florais não são provenientes da destilação de plantas, mas sim da destilação de flores que não produzem necessariamente óleo essencial, como é o caso da centáurea, por exemplo.

Como escolher um hidrolato?

Para uso cosmético, os borrifadores são mais práticos. Em todo caso, escolha hidrolatos orgânicos, sem conservantes e sem álcool. Assim, como dissemos para os OEs, procure pelo nome em latim e pelo quimiotipo.

A qualidade dos hidrolatos depende também da qualidade da planta e também da água utilizada (fonte da água), da destilação, da filtragem, do engarrafamento (envase em vidro colorido em vez de plástico).

Por que os hidrolatos são melhores para as crianças?

Fáceis de utilizar, hidrolatos e águas florais são particularmente indicados para os bebês a partir de 3 meses e crianças peque-

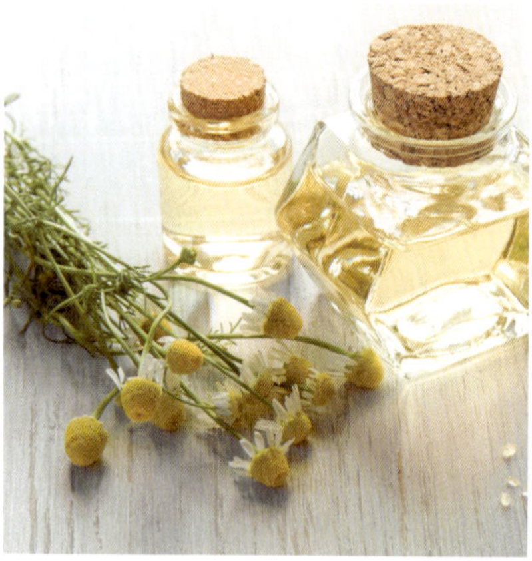

É bom saber

Os hidrolatos retirados precocemente da destilação (30 a 40 min) têm mais moléculas ativas.

nas. Como são versões extremanente diluídas dos óleos essenciais, os hidrolatos são ideais para as crianças porque agem de maneira mais suave e eficaz, sem qualquer risco, e possuem ainda ação equilibradora em termos emocionais e energéticos. Eles podem ser empregados por via oral sem risco por um longo período.

O seu sabor e aroma são muito suaves. Eles podem ser administrados simultaneamente a um tratamento médico.

Deve-se apenas evitar o uso dos hidrolatos provenientes das plantas não recomendadas para crianças (p. 19-20) e para grávidas (p. 22-23)

Como utilizá-los?

Eles se misturam à água e podemos tomá-los com um chá, ou então aplicá-los puros sobre a pele, como cosmético (loção, compressa para os olhos). Também podem ser utilizados na cozinha e como enxaguadores bucais. Pode-se administrar os hidrolatos simultaneamente de forma oral e em massagem, misturados a óleos essenciais.

Por via oral

A partir de qual idade?

Podem ser usados **a partir 3 anos**, ou no caso de hidrolatos de hortelã-pimenta e canela 10 anos; **6 meses** para hidrolato de flor de laranjeira; **4 semanas** para hidrolato de camomila.

Qual a dosagem?

Pode-se usar 1 colher de chá em um copo de água, 3 vezes ao dia, ou 1 colher de sopa em um litro de água, por 40 dias. Podemos também usá-los diariamente para flavorizar a água, como uma forma de substituir bebidas açucaradas.

Por via cutânea (vaporização ou borrifo, compressas)

A partir de qual idade?

Desde o nascimento, os hidrolatos de camomila, rosa e flor de laranjeira. **A partir dos 3 meses** para os outros. Quanto ao hidrolato de canela, por ser dermocáustico, não aplique sobre a pele.

Qual hidrolato escolher?

Camomila, rosas, flor de laranjeira.

Qual a dosagem?

Diretamente sobre o corpo, para limpeza ou relaxamento, ou em aplicação com compressas úmidas sobre as zonas irritadas ou com coceira, 3 a 4 vezes por dia.

Por via oral (enxaguante bucal)

A partir de qual idade?

A partir de 3 anos.

Qual hidrolato escolher?

Louro, tea tree, lavanda-verdadeira.

Qual a dosagem?

Misture 1 colher de sopa de hidrolato a ½ copo de água.

Para uso ocular

Ao contrário dos óleos essenciais, os hidrolatos podem ser aplicados nos olhos.

A partir de qual idade?

A partir de 3 meses.

Qual hidrolato escolher?

Água floral de centáurea, hidrolato de camomila.

Qual a dosagem?

Para uma compressa: embeba 1 compressa com hidrolato e aplique sobre os olhos, pressionando levemente, para que pinguem algumas gotas do hidrolato dentro deles.

Em banhos para os olhos: coloque em um copo – 50% de hidrolato e 50% de água. Aplique nos olhos abertos, com a cabeça inclinada.

Por via cutânea (água de banho)

A partir de qual idade?

Desde o nascimento.

Qual hidrolato escolher?

Água de flor de laranjeira, lavanda-verdadeira, rosa.

Qual a dosagem?

Em substituição aos OEs, pode-se usar 2 colheres de sopa na água do banho de bebês. A partir de 2 anos, pode-se usar 1 copo de hidrolato.

Validade

A validade de um hidrolato é menor do que a de um óleo essencial porque a água de que se compõe pode se contaminar. Recomenda-se manter o hidrolato em geladeira ou em local fresco (8 a 12 °C).

Se forem consumidos rapidamente (3 semanas), podemos deixá-los à temperatura ambiente, em um armário ao abrigo da luz e do calor. Quando guardados em geladeira, podem se conservar por um ano depois de abertos. Em um ambiente fresco, sua validade é de 6 meses a 1 ano, dependendo de quais plantas são originários.

Atenção

Somente se o seu hidrolato perdeu o aroma ou estiver com cheiro muito ruim, você deve jogá-lo fora! No entanto, caso se faça um depósito no fundo da garrafa, não é sinal de que o hidrolato estragou.

2

Óleos essenciais, óleos graxos e hidrolatos

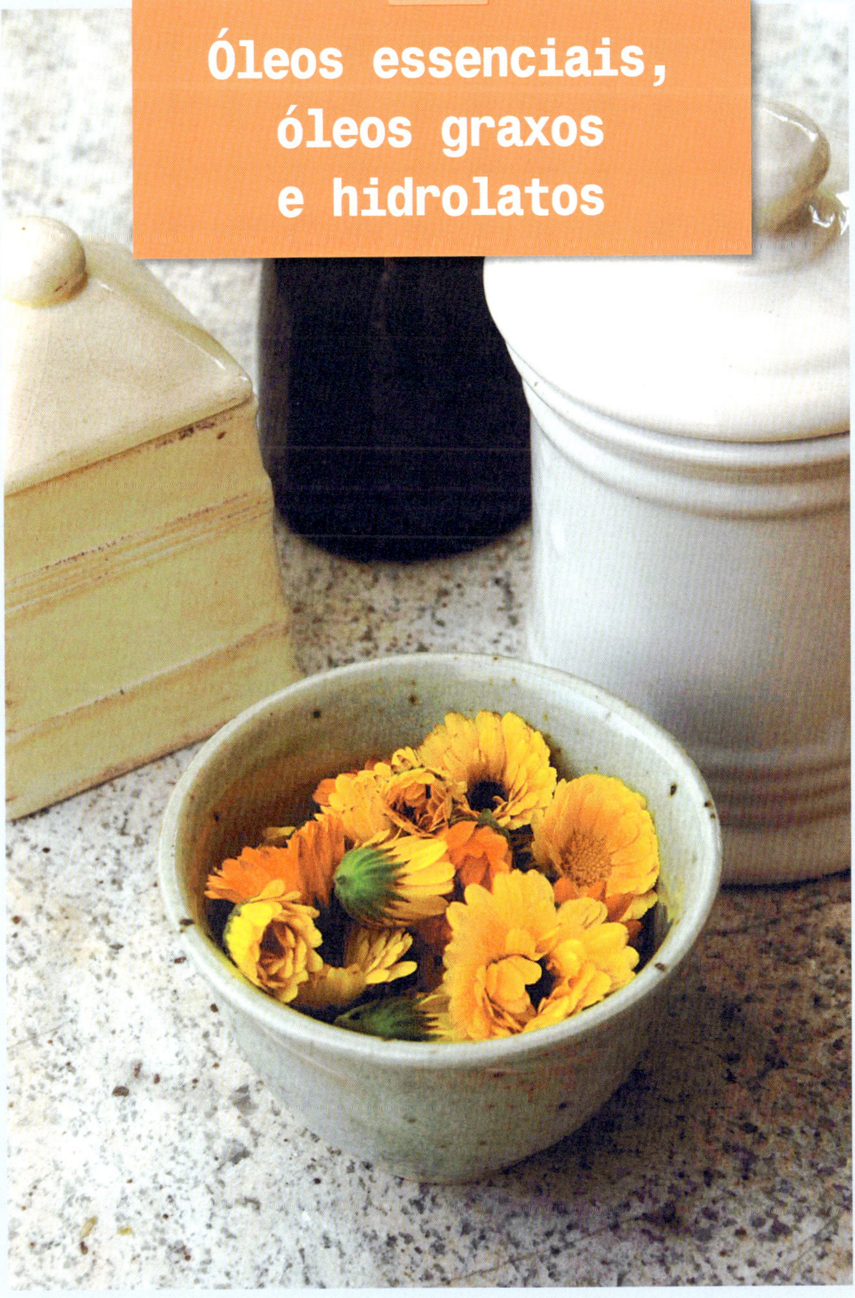

Os óleos essenciais

Os óleos essenciais descritos neste livro são específicos e valiosos tanto por sua eficácia como por seus preços. Óleos essenciais 100% puros e naturais possuem valores muito variáveis. Eles variam de 7 dólares a mais de 100 dólares um frasco contendo de 5 a 10 mL[4]. Isso ocorre por que as plantas diferem no rendimento de óleo essencial, variam na sazonalidade, provêm de países distintos, apresentam volumes diferentes de massa foliar por área de cultivo, e, muitas vezes, há dificuldade na obtenção de uma espécie, o que impacta diretamente no preço final do produto. Além disso, devemos considerar se o óleo possui certificado como orgânico e verificar se possui uma boa taxa de princípios ativos, pois isso muda conforme a região onde a planta cresce. Dessa forma, óleos mais raros, de difícil obtenção, baixo rendimento e com maior concentração de princípios ativos determinada por cromatografia, são produtos mais nobres e, portanto, com custo mais elevado.

Em caso de urgência

- A lavanda-spike trata picadas e queimaduras, a partir de 4 anos.
- O OE de sempre-viva-verdadeira alivia hematomas, traumatismos e choques, a partir de 4 anos.
- O néroli equilibra as emoções e trata todo tipo de infecção, a partir de 3 meses.
- A ênula-doce favorece de forma eficaz a expectoração de secreções, bronquites, a partir de 3 meses.
- O cisto (ládano) estanca hemorragias, a partir de 4 anos.

Estoque básico de aromaterapia

Não é necessário ter um grande número de OEs para desfrutar de seus benefícios: comece seu estoque com 1 ou 2 frascos, em seguida, vá escolhendo segundo suas prioridades, sua prática e seu conhecimento.

Apesar de cada óleo ser único e possuir o seu próprio aroma e identidade bioquímica, você pode substituir por outro com as mesmas propriedades.

- **Óleos essenciais antiestresse:** Benjoim, ho wood, pau-rosa, camomila-romana, cenoura, gerânio-rosa, lavanda-verdadeira, mandarina, manjerona, néroli, laranja-doce, petitgrain de laranja-amarga.
- **Óleos essenciais antibacterianos:** Ho wood, pau-rosa, camomila-romana, limão-siciliano, louro, ravintsara, saro, tea tree, tomilho qt. linalol.
- **Óleos essenciais digestivos:** manjericão-verdadeiro qt. linalol, cardamomo, limão-siciliano, mandarina.
- **Óleos essenciais específicos para a pele** (regeneradores, cicatrizantes, antissépticos, calmantes): pau-rosa, camomila-romana, cenoura, cisto, gerânio-rosa, lavanda-verdadeira.

4 N.E.: Estes valores foram destacados aqui em dólar e não em reais para facilitar a noção de preço do leitor, uma vez que a inflação da moeda brasileira tornaria ultrapassados esses dados em poucos anos.

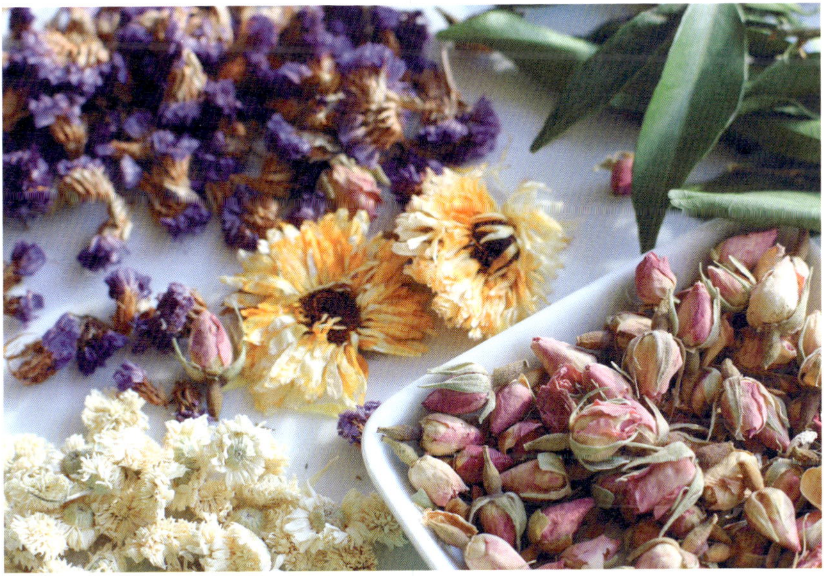

- **Óleos essenciais respiratórios:** cardamomo, eucalipto-radiata, hissopo-decumbens, ênula-doce, murta, pinheiro-silvestre, saro.
- **Óleos essenciais antivirais:** ravintsara, saro.

Kit de 4 óleos essenciais para começar

- Lavanda-verdadeira: relaxante, cicatrizante para a pele, antiparasitária.
- Cardamomo: digestivo e respiratório.
- Saro: antiviral e respiratório.
- Tea tree: antisséptico, antiparasitário.

Os óleos essenciais descritos neste livro não apresentam contraindicações, desde que respeitadas idade, dosagem e formas de uso.

Propriedades	OE intercambiáveis
Bactericida, antisséptico	Ho wood, louro, tea tree, tomilho qt. linalol
Antiviral	Ravintsara, saro
Antiparasitário	Camomila-romana, lavanda-verdadeira, tea tree, tomilho qt. linalol
Desinfetante, cicatrizante	Cisto, lavanda-verdadeira, gerânio-rosa
Calmante (nervos)	Camomila-romana, lavanda-verdadeira, mandarina, manjerona-verdadeira
Digestivo	Manjericão-verdadeiro qt. linalol, cardamomo, limão-siciliano
Calmante (pele)	Camomila-romana, lavanda-verdadeira
Respiratório	Cardamomo, eucalipto-radiata, pinheiro-silvestre, saro

Benjoim

Styrax benzoin

O óleo essencial *gentil*. Esta resina, extraída de uma árvore nativa da Tailândia e Indonésia, é um verdadeiro bálsamo de gentileza para a alma. Seu perfume doce e abaunilhado relaxa e envolve com uma fragrância alegre que libera do nervosismo. Para crianças a partir de 3 meses.

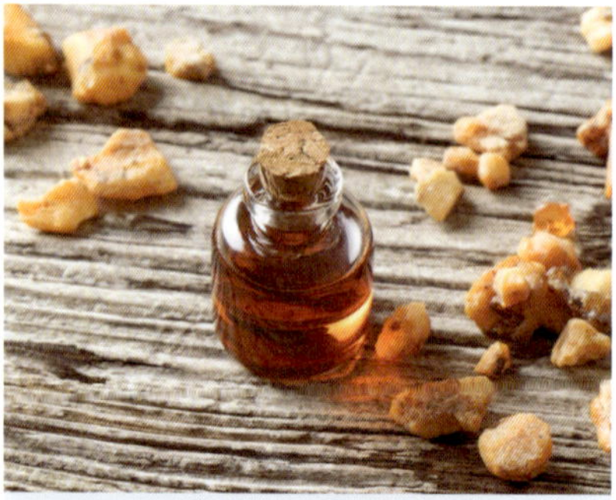

Parte destilada: resina.
Origem: Sudeste asiático.

Composição: ácido benzóico 10 a 12% e ácido cinâmico 4 a 7%.

Propriedades:
relaxante, equilibrante.
- Alivia inflamações da pele.
- Regenera e cicatriza.

Formas de uso: **via inalatória (difusão)/cutânea (banho).**
- Nervosismo, medo, agitação, tristeza, solidão, irritabilidade: aplique em massagem, diluído em óleo graxo (em sinergia com lavanda-verdadeira, petitgrain de laranja-amarga, camomila-romana ou outros).
- Pele danificada (fissuras, rachaduras, eczemas): aplique em massagem, diluído em óleo graxo (em sinergia com lavanda-verdadeira, cisto, camomila-romana).

Para essas condições, o óleo também pode ser utilizado em difusores, para inalação e misturado à água do banho.

Contraindicação: nenhuma, se respeitadas as indicações de idade, dosagem e as formas de uso.

Camomila-romana

Chamaemelum nobile (sin. *Anthemis nobilis*)

Um óleo essencial relaxante e antiestresse. Encontramos diferentes espécies de camomila: a romana, tanaceto-azul (*Tanacetum annum*), matricária-azul ou alemã (*Matricaria recutica*) e a camomila-do-marrocos (*Ormenis mixta* ou *multicaulis*). Para os bebês e as crianças, sem restrição de idade.

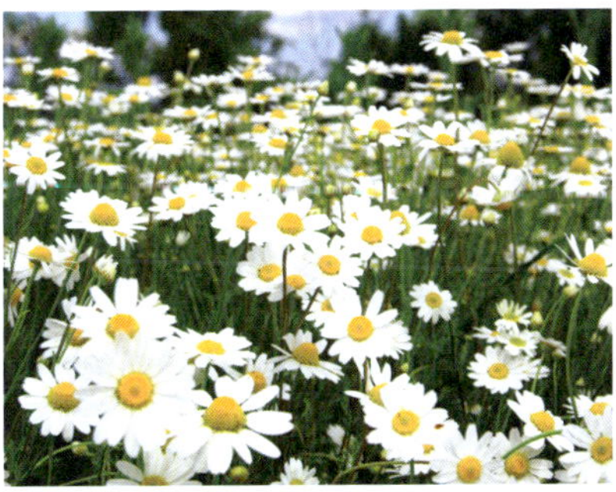

Parte destilada: flor.
Origem: França, Itália, Estados Unidos.

Composição: ésteres (50 a 80%), cetonas monoterpênicas (3%).

Propriedades: **é calmante, sedativa, anti-inflamatória.**

- Regula as emoções em casos de estresse, ansiedade e angústia.
- Age como um potente sedativo, pré-anestésico (acalma e amortece a dor).
- Alivia medos, crises nervosas, choques emocionais, tranquiliza após pesadelos.
- Melhora dores (dor de cabeça, dor de barriga).
- Acalma coceiras.
- Combate parasitas intestinais (p. 85).
- Facilita a digestão em caso de estresse.

Propriedades emocionais:

- Encoraja a obstinação.
- Combate a falta de paciência.

Formas de uso: **via inalatória (difusão)/ cutânea (banho)/anal (supositório).**

- Problemas para dormir.
- Estresse pré-operatório.
- Desequilíbrio emocional (choque nervoso, pensamentos negativos, ansiedade, agitação).
- Cólicas de recém-nascidos (p. 80).
- Dores de dentes (p. 122).
- Dores de barriga de fundo emocional (p. 119).
- Problemas de infecções cutâneas (coceiras, eczema (p. 99), psoríase, urticária).

Contraindicação: nenhuma, se respeitadas as indicações de idade, dosagem e as formas de uso.

É bom saber

Você pode utilizar a camomila-romana diluída na água do banho ou na composição de supositórios, mas lembre que esse óleo essencial é muito caro.

Cardamomo

Elettaria cardamomum

O óleo essencial da digestão e da respiração. Perfumando o *curry* indiano ou o café egípcio, o cardamomo é, segundo os princípios ayurvédicos, recomendado para combater os problemas digestivos e as infecções respiratórias. Ajuda reduzir o nervosismo e é preferencialmente usado em massagem ou por via oral, se necessário, mas por via inalatória (difusão) não é muito utilizado. Para crianças a partir de 6 meses.

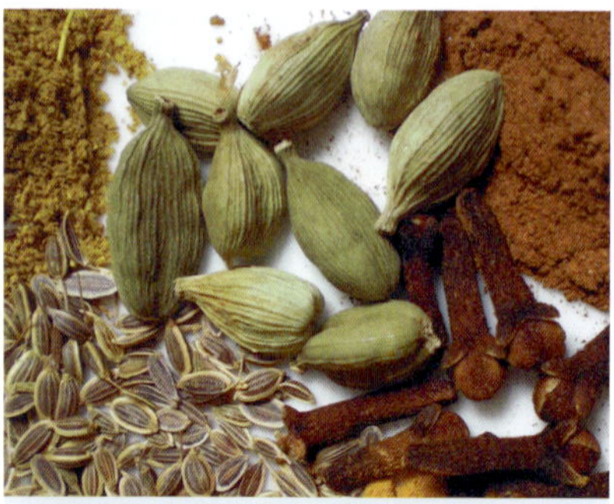

Parte destilada: frutos e sementes.
Origem: India, Sri Lanka, Guatemala.

Composição: óxidos (25%, 1,8-cineol), ésteres (30 a 50%, acetato de terpenila), monoterpenoides, monoterpenos.

Propriedades:

- Facilita a digestão (carminativo).
- Acalma as dores neuromusculares.
- Evita espasmos.
- Age como diurético.
- Auxilia a expectoração.
- Reforça o tônus do organismo.
- Antisséptico.

Propriedades emocionais:
Transmite clareza e alegria ao ajudar a desenvolver o seu potencial.

Formas de uso: **via cutânea/ anal (supositório)/ via oral.**

- Problemas de digestão (p. 81, 118) – (flatulência, cólicas, gastrites, nauseas, hepatite).
- Perda de apetite.
- Infecções das vias respiratórias (tosse (p. 93), bronquite (p. 87), asma).

Contraindicação: nenhuma, se respeitadas as indicações de idade, dosagem e as formas de uso.

É bom saber

Aviso aos pais: o óleo essencial de cardamomo destrói o efeito tóxico do café. Para tanto, pingue 1 gota em um pouco de açúcar ou em um pedaço de pão, depois de terminar seu café.

Cenoura (sementes)

Daucus carota

O óleo essencial que tranquiliza e acalma. As virtudes desse legume sobre o fígado e os rins são conhecidas desde o século XVI. É um dos regeneradores mais poderosos do epitélio (camadas de células que formam um tecido pouco vascularizado que cobre as superfícies corporais internas e externas do organismo). Ele é muito útil para combater todos os problemas cutâneos e para acalmar os pequeninos, notadamente nos momentos de separação das mães. Para crianças a partir de 3 meses.

Parte destilada: sementes.
Origem: França.

Composição: sesquiterpenoides (50 a 70%), carotol e daucol, monoterpenos (10 a 20%), sesquiterpenos (9 a 12%), ésteres.

Propriedades: **regenerativo do epitélio dos rins, do fígado, da mucosa digestiva, do pâncreas e da pele.**

- Estimula a circulação sanguínea e linfática, pois possui ação anticoagulante.
- Desintoxica e drena o organismo.
- Reduz o colesterol.
- Tonifica, fortifica, nutre e revitaliza a pele (uso cosmético).

Propriedades emocionais: Acalma, estabiliza, traz segurança.

Formas de uso: **via inalatória (difusão)/cutânea (banho)/anal (supositório)/oral**

- Digestão, p. 81 (drena o fígado suavemente pela ingestão do hidrolato).
- Eczema, infecções cutâneas, furúnculos.
- Agitação, excesso de trabalho (aplique nos pés).
- Separação dolorosa (p. 117), especialmente da mãe (aplique nos pés).

Contraindicação: nenhuma, se respeitadas as indicações de idade, dosagem e as formas de uso.

Atenção
Não deve ser utilizado em casos de câncer[5], porque ele favorece a proliferação das células malignas.

É bom saber

Este óleo pode entrar na composição de uma dieta desintoxicante, na forma de hidrolato, particularmente para as mulheres grávidas.

---

5 N.E.: De acordo com a autora, esta informação veio de um professor de naturopatia. Não existem estudos publicados até o momento apontando que o óleo de semente de cenoura cause câncer. As pesquisas com este óleo apontam o contrário, que ele possui propriedades anticancerígenas. Vale destacar também que a semente de cenoura tem baixa atividade estrogênio-like, e o extrato da planta inibiu de modo considerável o efeito uterotrópico do 17 β-estradiol, no 3º dia de avaliação, o que confirma que não possui efeito estimulante do desenvolvimento de cânceres dependentes de estrogênio. SHARMA M. M. et al. Estrogenic and pregnancy interceptor effects of carrot Daucus carota seeds. *Indian J. Exp Biol*, n. 14, p. 506-508, 1979.

Cisto (ládano)

Cistus ladanifer

Óleo essencial anti-hemorrágico. O cisto é empregado na produção de bálsamos cicatrizantes e de cremes de beleza, em particular pelo seu perfume quente e picante. Este é um óleo essencial de fragrância ambar e profunda, muito utilizado em situações de emergência e contra doenças eruptivas como a varicella. Para crianças a partir de 3 meses.

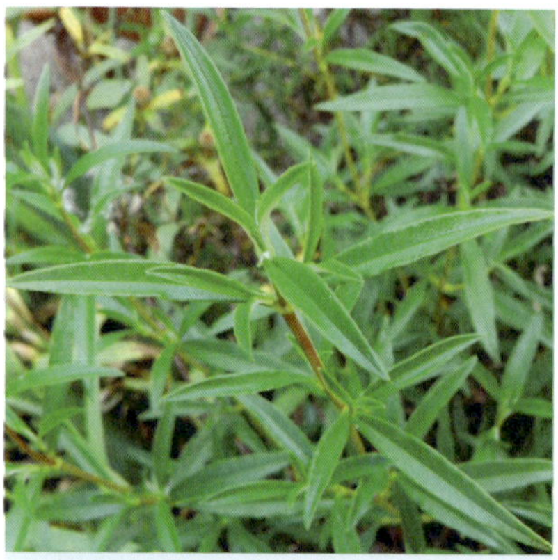

Parte destilada: folhas.
Origem: França, Portugal, Espanha.

Composição: monoterpenos (50%), sesquiterpenos (3 a 7%), ésteres, cetonas (5 a 11%).

Propriedades:
- Estanca hemorragia.
- Ajuda na cicatrização de feridas.
- Estimula a imunidade.
- Combate vírus.
- Regula o sistema neurovegetativo (regula o funcionamento das vísceras).

Propriedades emocionais:
- Aquece mente e corpos feridos.
- Ajuda a superar feridas físicas e psíquicas.

Formas de uso:
via cutânea (banho)/via oral.
- Hemorragia (p. 106, 127).
- Doenças autoimunes ou doenças infantis como rubéola, varicela (p. 110-113).
- Rachaduras, pele danificada: misture a um bálsamo de karité ou de óleo graxo de abacate.

Contraindicação: nenhuma, se respeitadas as indicações de idade, dosagem e as formas de uso.

Eucalipto-citriodora

Corymbia citriodora

Óleo essencial anti-inflamatório. Diferente do OE de eucalipto radiata, este óleo não tem propriedades respiratórias, mas é muito eficaz em casos de inflamações e de dores musculares, tendinites e articulações. Para crianças a partir de 6 anos.

Parte destilada: folhas.
Origem: Australia, Mediterrâneo, África.

Composição: aldeídos (80%), monoterpenos, sesquiterpenos, ésteres.

Propriedades:
anti-inflamatório, antiespasmódico.
- Ameniza as inflamações, notadamente aquelas das articulações e dos ossos, músculos, tendões e da pele.
- Acalma a dor.
- Repele mosquitos.
- Evita espasmos.

Propriedades emocionais:
Auxilia a reflexão.

Formas de uso: **via inalatória (difusão)/cutânea (massagem).**
- Dores de crescimento (p. 124).
- Inflamações musculares.
- Tendinites.
- Lombalgia.
- Agitação, nervosismo, temperamentos coléricos.

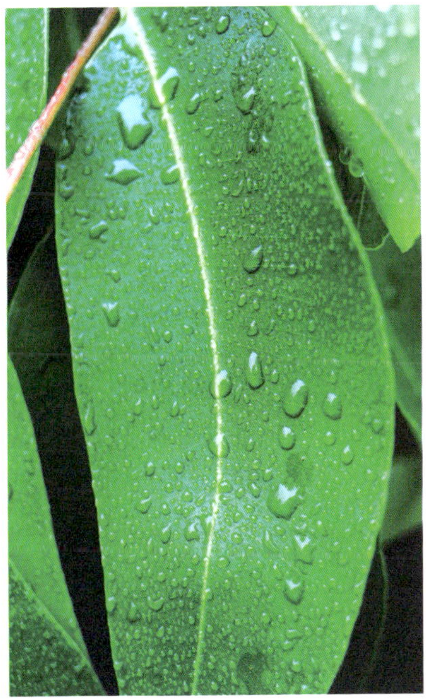

Contraindicação: nenhuma, se respeitadas as indicações de idade, dosagem e as formas de uso.

Eucalipto-radiata

Eucalyptus radiata

Óleo essencial *respiratório*, extraído de uma árvore da Austrália, que é utilizado principalmente para favorecer a respiração e desobstruir os brônquios. É possível substituir o eucalipto-radiata pelo eucalipto-smithii que é muito suave. Para crianças a partir de 6 meses em função da utilização.

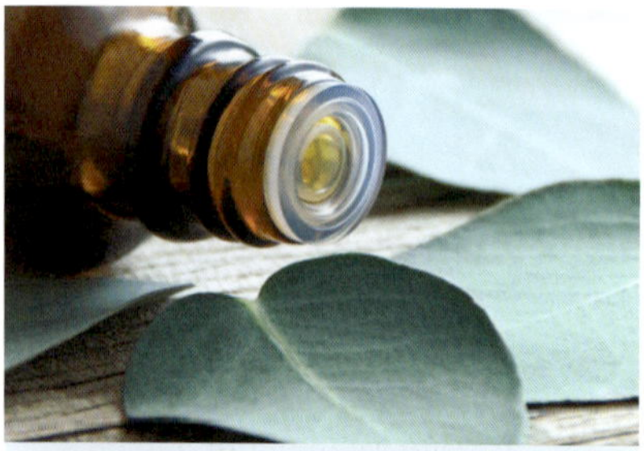

Parte destilada: folhas.
Origem: Australia, países mediterrâneos.

Composição: óxidos (60 a 70%, 1,8-cineol), monoterpenos, monoterpenoideis, aldeídos.

Propriedades: **é respiratório e purificante.**

- Ajuda a respirar e a limpar os brônquios.
- Limpa as vias respiratórias em casos de infecção.
- Combate as bactérias e previne doenças virais (gripe, doenças do inverno).
- Fortalece o sistema imunológico.
- Descongestiona as mucosas nasais e brônquios.
- Acalma a tosse e favorece a expectoração.
- Tira a umidade das mucosas respiratórias.
- Higieniza o ar.

Atenção
Não confunda eucalipto-radiata (recomendado para crianças pequenas) com eucalipto-glóbulus (que é proibido).

Propriedades emocionais e olfativas:

- Refrescante.
- Clareia o pensamento e favorece a concentração.
- Protege das influencias do ambiente.

Formas de uso: **via inalatória (difusão) – a partir de 3 anos)/cutânea (banho – a partir de 6 meses)/anal (supositório – a partir de 6 meses).**

- Sinusite, rinite, bronquite (p. 87), tosse (p. 93), gripe: difusão ou inalação.
- Otite (p. 90): aplique 1 gota em volta da orelha.
- Prevenção viral no inverno: difusão ou aplicação em massagem, diluído a um óleo graxo, com OE de ravintsara.

Contraindicação: nenhuma, se respeitadas as indicações de idade, dosagem e as formas de uso.

Gerânio-rosa

Pelargonium asperum

Óleo essencial da pele, o gerânio-rosa ou gerânio-do-egito, com suave perfume de flor, é um óleo essencial que a regenera. Pode ser utilizado igualmente como o cisto, para sangramentos. Para crianças a partir de 3 meses.

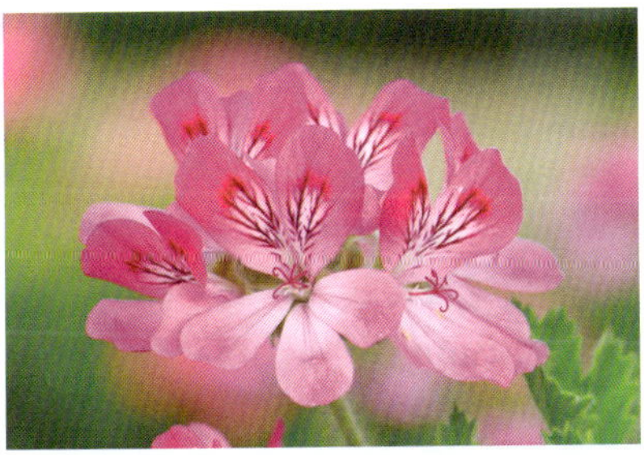

Parte destilada: folhas.
Origem: Madagascar, China, Marrocos, Egito, Ilha Reunião.

Composição: monoterpenoides (55 a 70%), citronelol, geraniol, linalol, ésteres (20 a 30%), formiato de geranila.

Propriedades: **regenador cutâneo.**

- Estanca hemorragia.
- Atenua infecções cutâneas (psoríase, eczema, acne, impetigo, feridas).
- Combate bactérias, vírus e micoses.
- Previne espasmos.
- Acalma o sistema nervoso.
- Repele mosquitos e insetos.
- Regula as peles oleosas e acneicas.

Propriedades emocionais e olfativas:

- Traz tranquilidade em situações delicadas.
- Promove o otimismo.

Formas de uso: **via inalatória (difusão)/cutânea (banho, massagem).**

- Sangramentos (p. 127), cortes (p. 106 - pode ser usado em sinergia com OE de cisto ou de lavanda-verdadeira).
- Micoses, feridas e dermatoses (p. 98, 102 e 109).
- Eczema.
- Psoríase.
- Acne: aplique localmente em massagem, diluido em óleo graxo de jojoba, associado ao OE de tea tree ou lavanda-verdadeira (1 gota de cada em 1 colher de sopa de óleo graxo).
- Picadas de mosquitos (p. 103): em difusão, associado com eucalipto-citriodora.

Contraindicação: nenhuma, se respeitadas as indicações de idade, dosagem e as formas de uso.

É bom saber

Podemos substituir o gerânio-rosa pelo gerânio-bourbon, cujo aroma é mais delicado.

Hissopo-
-decumbens

Hyssopus decumbens

Óleo essencial antiasmático, *Hyssopus decumbens* não deve ser confundido com o *Hyssopus officinalis* (hissopo), que é extremamente neurotóxico e abortivo, devido às cetonas. Tradicionalmente esta planta é utilizada por suas propriedades sobre o sistema respiratório. Para crianças a partir de 3 meses.

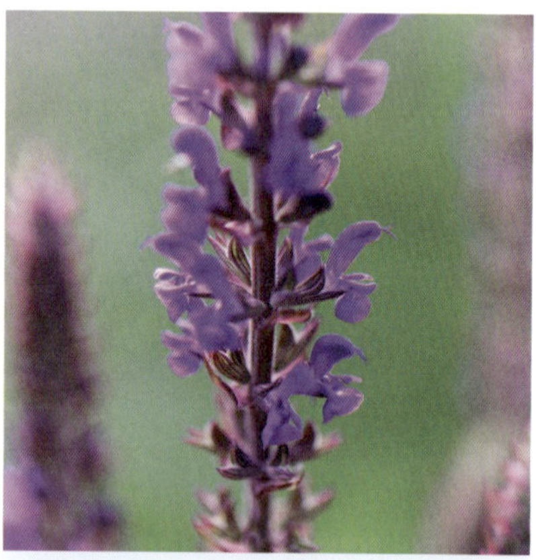

Parte destilada: planta com flor.
Origem: França.

Composição: óxidos (60%), monoterpenos (20%), sesquiterpenos.

Propriedades: **expectorante, antiasmatico, anti-infeccioso. Elimina vírus.**

Formas de uso: **via cutânea (difusão)/ anal (supositório)/oral.**

Todas as patologias de ORL (otorhinolaryngology = otorrinolaringologia) e pulmonares: rinofaringite, sinusite, bronquite, bronquiolite infantil (p. 89), bronquite asmática, asma em geral.

Contraindicação: nenhuma, se respeitadas as indicações de idade, dosagem e as formas de uso.

Aprofundando

Sobre a ênula-doce (*Inula odorata*)

Esta planta é muito poderosa para o sistema respiratório (anti-infecciosa) e para dissolver o catarro. Ela age em doenças respiratórias crônicas e pode ser utilizada em crianças. O óleo essencial dissolve de forma eficaz o catarro e pode provocar crises curativas, chamadas de *choques da ênula*, por isso é recomendado que se inicie utilizando pequenas doses. Não se aconselha o uso por ingestão.

No entanto, no caso de mucosites rebeldes ou doenças respiratórias crônicas (bronquite, traqueíte, respiração ofegante, sinusite) pode-se utilizar, com efeitos maravilhosos este óleo, na forma de supositórios em baixa dose e diluído em um óleo graxo sobre a pele, ou em difusores. O óleo essencial de ênula-doce pode ser usado por crianças a partir de 3 meses, mas em quantidades muito pequenas: 1 gota em 2 colheres de chá de óleo graxo, sozinho ou em combinação com outro OE indicado para problemas respiratórios (cardamomo, saro, ravintsara).

Ho wood

Cinnamosma fragans qt. linalol

O OE do ho wood é extraído de uma árvore conhecida como louro-da-china, é também comumente chamado de *madeira-da-china* e é muito utilizado como substituto ao OE de pau-rosa, que hoje é uma árvore protegida. Para crianças a partir de 3 meses.

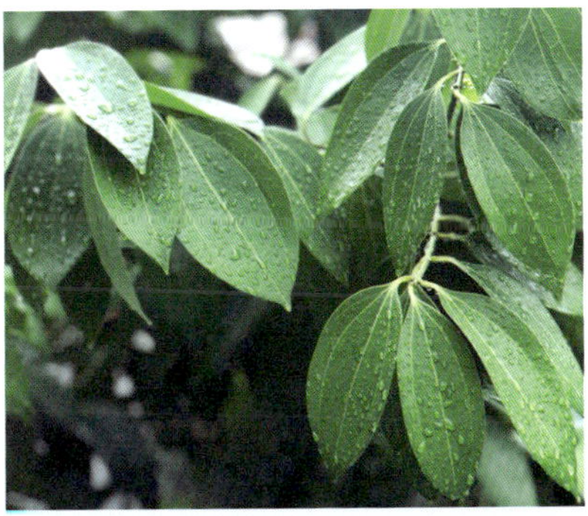

Parte destilada: madeira.
Origem: China.

Composição: monoterpenoides (linalol 90%).

Propriedades: **é antibacteriano, anti-infeccioso, antiviral.**

- Estimula o sistema imunológico.
- Combate parasitas e micoses.
- Regenera a pele.

Formas de uso: **via inalatória (difusão)/ cutânea (banho, massagem)/ anal (supositório).**

- Rinofaringite (p. 91), bronquite, gripe: em difusor ou aplicado em massagem, diluído em óleo graxo (em sinergia com ravintsara, saro, eucalipto-radiata, louro).
- Micose cutânea: aplique em massagem, diluído com tea tree em óleo graxo.
- Acne, peles danificadas: aplique sobre a pele, diluído em óleo graxo.
- Fadiga nervosa: em difusor para simplesmente inalar e respirar.

Contraindicação: nenhuma, se respeitadas as indicações de idade, dosagem e as formas de uso.

Falando sobre o pau-rosa *(Aniba rosaeodora)*

Esse óleo essencial é feito a partir de um tipo de madeira rosa, deliciosamente perfumado e rico em linalol, um composto anti-infeccioso suave, ideal para as crianças e bebês. Para a produção deste OE, é necessário *matar* a árvore, que hoje é protegida contra a extinção. O corte e comércio do pau-rosa são proibidos. Muitos livros de aromaterapia para pediatria citam esse óleo como sendo essencial para as mamães que se preocupam com a saúde de seus bebês, mas ele pode ser facilmente substituído pelo óleo essencial de ho wood que possui as mesmas propriedades.

Lavanda-verdadeira

Lavandula angustifolia

Óleo essencial relaxante para qualquer ocasião. Recomendado para crianças, e também para adultos, é o óleo essencial que trata toda a família, *uma boa mãe*, gentil e devotada. A melhor lavanda em termos de qualidade (e a mais cara) é aquela que cresce em altitude a partir de 1.200 m de forma selvagem. A palavra lavanda vem do latim *lavare* que significa lavar: é um óleo muito útil para a pele e para relaxamento. Para crianças e bebês a partir de meses.

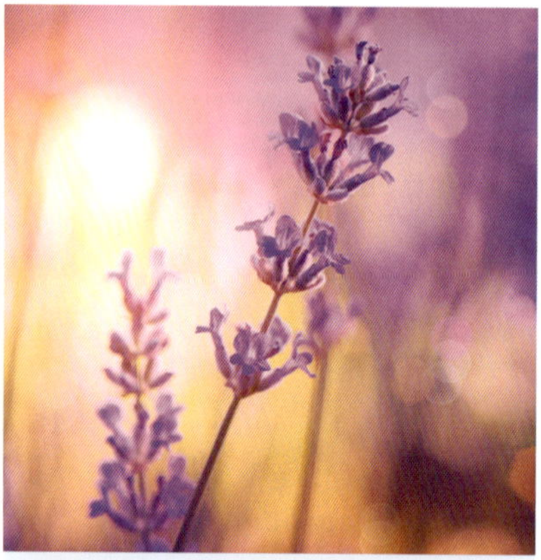

Parte destilada: flores.
Origem: França.

Composição: ésteres (55%), monoterpenoides, monoterpenos, óxidos.

Propriedades:
calmante e cicatrizante.

- Acalma a dor, reduz os espasmos.
- Purifica, desinfeta e cicatriza.
- Alivia cólicas do plexo e as dores musculares.
- Fluidifica o sangue.
- Diminui a pressão arterial.

Atenção
Existem muitos tipos de lavanda: as lavandas neurotóxicas (lavanda-estoeca, lavanda-spike), as híbridas (lavanda Maillette), as que nascem no plano (lavanda-verdadeira) ou em altitude (lavanda-fina). O lavandim[6], neurotóxico e híbrido, rico em cânfora, não é recomendado para crianças.

Propriedades emocionais e olfativas:

- Tranquilizante.
- Traz alegria e harmonia.
- Centraliza, trazendo o indivíduo para dentro de si, para sua individualidade.

Formas de uso: **via inalatória (difusão)/cutânea (banho)/anal (supositório)/oral.**

- Queimaduras causadas por ferro ou forno: 1 gota pura.
- Problemas para dormir (p. 116-117).
- Machucados, raspões, escoriações, arranhões, bolhas (p. 106.).
- Dor de cabeça (p. 118): aplique uma gota na parte superior da cabeça.

6 ver N.E. da página 19.

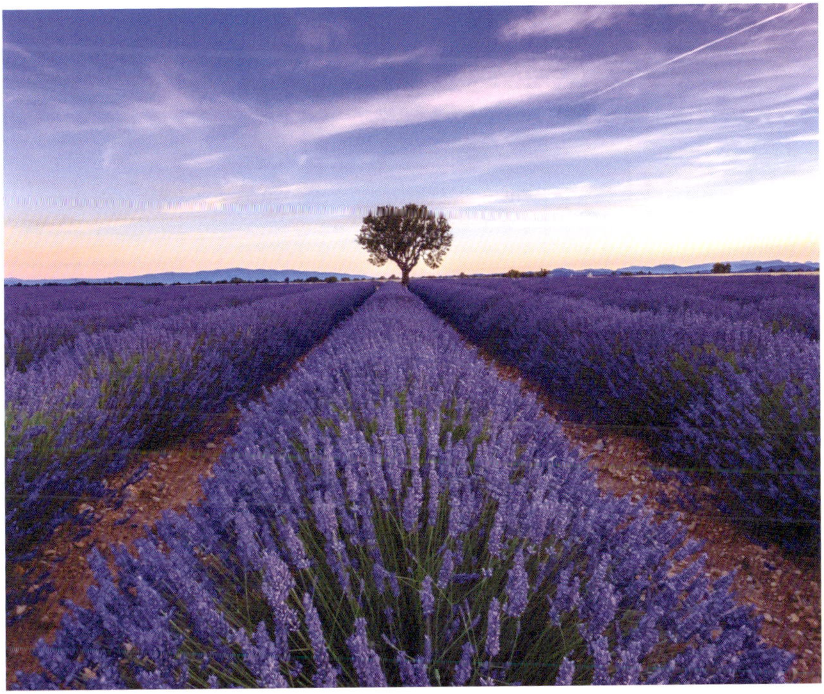

Aprofundando

Sobre a lavanda-spike (*Lavandula latifolia*): Esse óleo essencial é de uma notável eficiência (suplantando inclusive outros óleos), em casos de queimaduras e picadas de qualquer tipo (mosquitos, aranhas, águas-vivas, medusas). No entanto, devido ao seu conteúdo de cânfora (cetona neurotóxica), *ele não pode ser usado em crianças menores de 4 anos*. Ele só pode ser utilizado em casos emergenciais (mordidas ou queimaduras graves), enquanto se aguarda a visita de um médico. Muito bem tolerado, o óleo pode ser aplicado puro sobre a pele apenas na área afetada, até 3 vezes em uma hora (a cada 20 minutos). Deve-se ter cuidado para não derramar nos olhos ou nos ouvidos.

- Ar viciado: difusor – use em associação ao óleo essencial de olíbano.
- Piolhos (p. 109).
- Pele oleosa: misture 2 gotas de óleo essencial em 1 colher de sopa de óleo graxo ou vaporize hidrolato sobre o rosto.

Contraindicação: nenhuma, se respeitadas as indicaçoes de Idade, dosagem e as formas de uso.

Laranja-doce

Citrus x sinensis

Este óleo é utilizado especialmente em termos olfativos. Ele protege e limpa o ar. Para crianças a partir de 3 anos.

Parte destilada: casca.
Origem: Itália, Espanha, Paraguai.

Composição: monoterpenos (60 a 80%) limoneno, monoterpenoides (5%), e aldeídos, ésteres, cumarinas, furanocumarinas.

Propriedades: **é antidepressivo, sedativo.**

- Acalma e combate o estresse.
- Combate infecções.
- Tonifica o aparelho digestivo.
- Combate bactérias e micoses.

Propriedades emocionais:

- Traz alegria e euforia.
- Estimula a curiosidade pela novidade e desenvolve a comunicação.
- Ativa a criatividade.

Formas de uso: **via inalatória (difusão)/ cutânea (bem diluído)/oral.**

- Atmosfera viciada: difusor
- Estresse, insônia (p. 116), agitação, angústia: difusão no ambiente ou inspirar diretamente no frascou ou num lenço
- Problemas digestivos: 1 gota em 1 colher de chá de mel (a partir de 10 anos).

É bom saber

Este óleo essencial pode ser utilizado perfeitamente em preparações culinárias, trazendo um excelente aroma.

Contraindicação: este óleo essencial é fotossensiblizante e pode irritar a pele (mesmo bem diluído). No caso de uma massagem, substitua-o pelo óleo de petitgrain de laranja-amarga.

Aprofundando

Sobre o néroli (*Citrus x aurantium*)

Proveniente da flor de laranjeira, o óleo essencial de néroli faz parte dos óleos essenciais preciosos. Se faz necessária uma tonelada de flores para produzir um quilo de óleo essencial. Sua grande riqueza em monoterpenoides, faz desse óleo um anti-infeccioso que pode ser utilizado em bebês de 3 meses (especialmente em casos de otite). Sua ação emocional serve para equilibrar naturezas hipersensíveis e hiperativas. Por via oral, é indicado o uso do hidrolato, para dificuldades de dormir, agitação, estresse. O hidrolato é indicado para as peles mais delicadas.

Limão-siciliano

Citrus x limon

A essência que purifica tudo. Age como um desinfetante atmosférico muito poderoso, sobre a digestão e estimula o fígado. É igualmente um tônico para todo o organismo. Para crianças a partir de 3 anos.

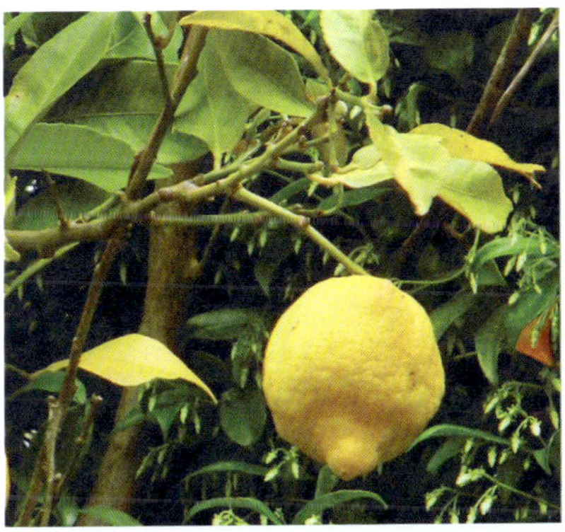

Parte destilada ou prensada: cascas.
Origem: países mediterrâneos.

Composição: monoterpenos (85 a 90%), sesquiterpenos, ésteres, furanocumarinas.

Propriedades:
tônico e antisséptico.
- Higieniza a atmosfera.
- Tonifica a psique e o mental.
- Favorece a digestão e estimula ligeiramente o fígado.
- Combate o mal-estar de viagens.

Propriedades emocionais:
- Refaz a energia.
- Auxilia a concentração.
- Clareia e prepara para reflexão.

Formas de uso:
via inalatória (difusão)/oral.
- Atmosfera insalubre (em períodos de epidemias): use difusão em sinergia com OE de Saro ou OE de ravintsara.
- Convalescença difícil: difusão.
- Falta de concentração: difusão.
- Inflamação de gânglios linfáticos: aplique localmente em massagem (4 gotas) diluídas em 1 colher de café de óleo graxo.
- Mal odor dentro de casa: difusão.
- Acne de peles oleosas: aplique localmente em massagem, diluído em óleo graxo, em associação com tea tree (2 gotas no total em 1 colher de óleo graxo de jojoba).
- Mal-estar em viagem (p. 120): inalação em lenço.

Contraindicação: irritante para a pele se não for bem diluído e fotossensibilizante. Cuidar para não haver exposição ao sol, após a aplicação sobre a pele.

Louro

Laurus nobilis

Óleo essencial para cuidados bucais, o louro é polivalente. Ele ajuda o aluno que tem de passar nos exames e alivia distúrbios respiratórios. Para crianças a partir de 6 anos (em crianças menores, utilizar unicamente o hidrolato).

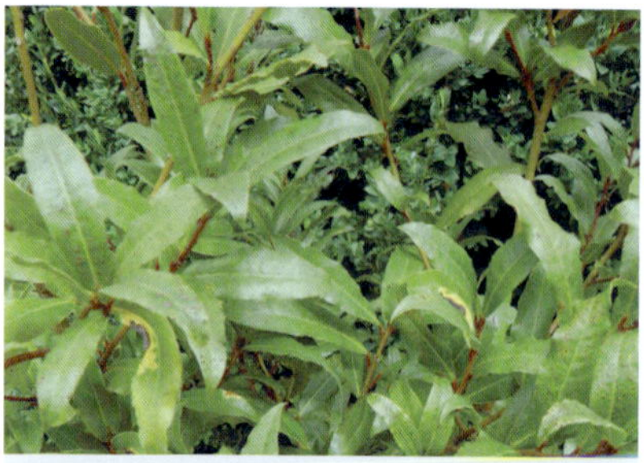

Parte destilada: folhas.
Origem: Europa ocidental.

Composição: óxidos (acima de 50%, 1.8 cineol), monoterpenoides (12 a 15%), monoterpenos (15 a 20%), ésteres.

Propriedades:

- Equilibrante do sistema nervoso.
- Ativa a circulação.
- Combate infecções.
- Resolve problemas de pele.
- Elimina infecções cutâneas (micoses e bactérias).
- Favorece a expectoração.
- Previne espasmos.
- Combate a dor.
- Libera as articulações.
- Revitaliza a pele.

Propriedades emocionais e olfativas:

- Aumenta a autoconfiança.
- Dá segurança em casos de confronto com o desconhecido.
- Diminui o estresse em situações de provas/exames.
- Traz confiança para crianças medrosas e ansiosas.

Formas de uso:

inalatória (difusão)/cutânea (banho)/ anal (supositório).

- Abcessos dentários, aftas, gengivites (óleo essencial ou hidrolato).
- Catarros, gripes, em associação com eucalipto-radiata.
- Asma, em associação com hissopo--decumbens.
- Micose resistente (p. 102).
- Infecções crônicas, baixa imunidade.
- Gânglios inflamados: 1 gota pura.
- Cãibras: aplique em massagem, diluído em óleo graxo, associado ao óleo essencial de olíbano e wintergreen.
- Timidez para falar em público, estresse em exames, falta de motivação.
- Fadiga: utilizar diluído na água do banho.

Contraindicação: nenhuma, se respeitadas as indicações de idade, dosagem e as formas de uso.

Mandarina-vermelha

Citrus x reticulata

Aroma relaxante e doce. Este óleo em difusor é excelente para relaxar e se preparar para dormir. Fotossensibilizante, pode ser irritante se for aplicado puro sobre a pele: é preferível o uso por via inalatória (difusão) ou por via oral, para tratar de problemas digestivos. Para crianças a partir de 3 anos.

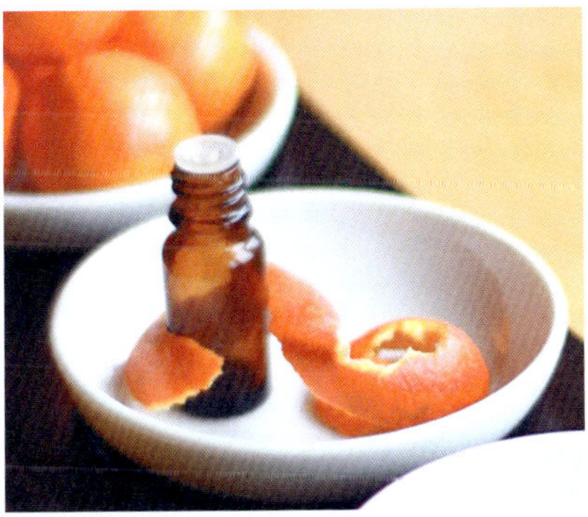

Parte destilada: cascas.
Origem: Itália.

Composição: monoterpenos (65 a 95%), limoneno, monoterpenoides, aldeídos, ésteres, cumarinas, furanocumarinas.

Propriedades:
é antidepressivo e sedativo.

- Regula o sistema nervoso.
- Acalma o espírito, dissolve ansiedade e angústia.
- Combate a fadiga e prepara para adormecer.
- Favorece a digestão, previne espasmos, gases e constipação.
- Combate infecções e micoses.

É bom saber

Depois da refeição, 1 pedaço de casca de tangerina orgânica alivia distúrbios digestivos dos pequeninos.

Propriedades emocionais e olfativas:
Traz suavidade, alegria e segurança

Formas de uso: **via inalatória (difusão)/cutânea (bem diluído)/oral.**

- Problemas para dormir (p. 116), apreensão, agitação, angústia.
- Constipação (p. 81), aerofagia, problemas digestivos.
- Convalescença: difusão para limpeza do ar.

Contraindicação: dermocáustico e fotossensibilizante.

Atenção

Este óleo essencial pode ser irritante, mesmo diluído na água do banho. O melhor a se usar é a lavanda, a camomila-romana, o petitgrain de laranja-amarga ou petitgrain de mandarina: o relaxamento é garantido!

Manjericão-verdadeiro qt. linalol

Ocimum basilicum

Um óleo essencial antiestresse e digestivo. Existem várias famílias de manjericão: manjericão-exótico ou tropical (*Ocimum basilicum*) e o manjericão-santo (*Ocimum tenuiflorum* – sinônimo: *O. sanctum*) que contém fenóis; o manjericão-rosa qt. geraniol (para problemas ginecológicos) e manjericão-verdadeiro qt. linalol (*Ocimum basilicum*) ideal para tratar problemas digestivos ou espasmos de crianças a partir dos 6 anos.

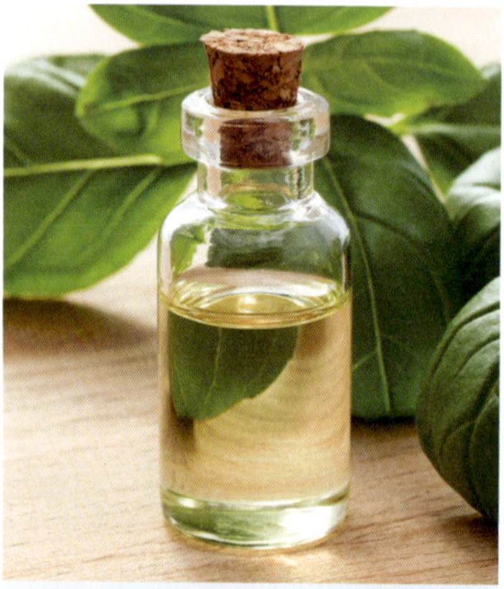

Parte destilada: planta e flor.
Origem: Egito.

Composição: monoterpenoides (linalol 50 a 55%), fenóis (eugenol 6 a 8%), óxidos (cineol 7 a 10%), monoterpenos, sesquiterpenos.

Propriedades: **antiespasmódico**

- Alivia o inchaço, gastrite, soluço, insuficiências pancreática e hepática, cólica, mal-estar de viagem, náuseas.
- Fortalece o sistema imunológico a longo prazo.

Propriedades emocionais e olfativas:

- Acalma o nervosismo e angústia.
- Auxilia a concentração em casos de fadiga e dispersão.

Formas de uso: **via inalatória (difusão)/cutânea (massagem).**

- Inchaços: aplique em massagem sobre o ventre, diluído em óleo graxo.
- Estresse, ansiedade, tensão: pingue algumas gotas em um lenço de papel e inale ou aplique em massagem sobre o plexo e nos pulsos, diluído em óleo graxo.
- Falta de concentração (estudo): em difusão, com óleo de limão.

Contraindicação: não existe, se respeitada a idade, as dosagens e as formas de uso.

Atenção
Não confundir com manjericão-exótico ou tropical qt. estragol, que são contraindicados para gestantes, lactantes e crianças.

Manjerona-verdadeira

Origanum majorana

Óleo essencial regulador do sistema nervoso. Este óleo essencial cuida do sistema nervoso e alivia as infecções das vias cutâneas, urinárias e digestivas. Para crianças a partir de 3 anos.

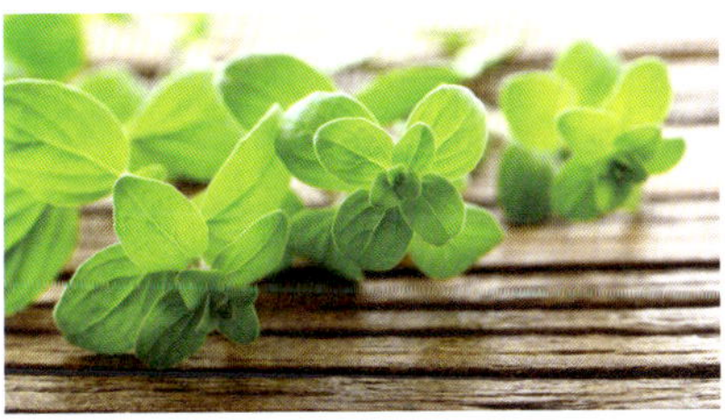

Parte destilada: planta inteira.
Origem: Egito, França.

Composição: monoterpenos (40%), monoterpenoides (30 a 40%), sesquiterpenos.

Propriedades: **é sedativo, bactericida com largo espectro.**

- Favorece um sono reparador.
- Tônico.
- Previne espasmos, notadamente os ligados à angústia.
- Combate os microbios do sistema digestivo e da pele.
- Estimula a digestão e reequilibra o apetite (em casos de bulimia).
- Regula a transpiração.
- Alivia a dor.
- Reduz a pressão arterial.

Propriedades emocionais e olfativas:

- Acalma os medos e traz a pessoa para o presente.
- Expande a visão das coisas.
- Ajuda a enfrentar as dificuldades.
- Combate a hiperatividade e a dificuldade de *deixar rolar* (com hidrolato).

Formas de uso: **via inalatória (difusão)/cutânea (banho)/anal (supositório)/oral.**

- Estresse em exames, angústia, espasmofilia.
- Fadiga nervosa.
- Cãibras.
- Asma nervosa (regula a respiração e acalma a angustia relacionada à crise).
- Transpiração excessiva: adicione em um desodorante caseiro ou no talco. Veja a receita em *25 huiles essentielles pour (presque) tout faire*, *édi tions Alternatives*.

Contraindicação: nenhuma, se respeitadas as indicações de idade, dosagem e as formas de uso.

> **Atenção**
> Não confunda óleo essencial da família dos oréganos, com o óleo de orégano-compacto (*Origanum compactum*) que é fortemente dermocáustico e não é relaxante.

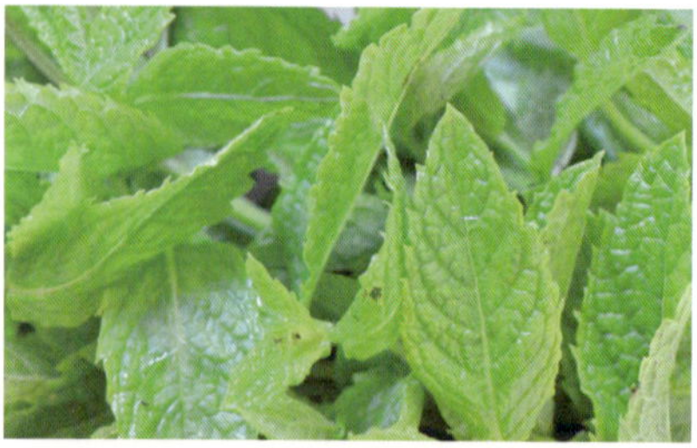

Aprofundando
Sobre a hortelã-pimenta *(Mentha x piperita)*

Embora seja frequentemente citado como remédio para o mal-estar de viagem, esse óleo essencial refrescante e digestivo, não é adequado para crianças menores de 4 anos pela presença de cerca de 15% de mentona, uma cetona monoterpênica. O mentol que entra na composição do óleo fica em torno de 25 a 40% e pertence à família dos álcoois monoterpênicos, refresca e tonifica o sistema nervoso, e evita espasmos. No entanto, ele também pode provocar espasmo da glote e impedir que a criança respire corretamente. Sua *prima*, a hortelã-do-campo (*Mentha arvensis)* possui as mesmas contraindicações.

Para os mais pequenos, este óleo essencial pode ser facilmente substituído pelo OE de limão-siciliano, em difusor dentro do carro ou pode ser inalado em um lenço, embebido com 2 gotas. Pode-se usar esse método de inspirar o óleo essencial no lenço a partir dos 6 anos, para o mal-estar de viagem (p. 120) ou em caso de náuseas. Ele é igualmente útil para aliviar as dores em dedos *esmagados* (p. 126). É desaconselhável para mulheres grávidas e lactantes. O hidrolato de hortelã-pimenta não deve ser ministrado a crianças menores de 10 anos.

Murta

Myrtus communis

Esta planta tradicional da farmacopeia antiga, entrava na composição de xarope contra a tosse e das infecções brônquicas em geral, tradicionalmente fabricado pelos grandes mestres herboristas. Para crianças a partir de 3 anos.

Parte destilada: folhas e flores.
Origem: Italia, França.

Composição: óxidos (45%), ésteres (20%), monoterpenos, monoterpenoides.

Propriedades: **sedativa, calmante, refrescante, expectorante.**

- Combate a inflamação das mucosas favorecendo a desobstrução (nariz, brônquios, tosse).
- Dissolve mucos e catarros.
- Reduz espasmos.

Formas de uso: **via inalatória (difusão)/cutânea (banho)/anal (supositório)/oral.**

- Bronquites, inclusive as crônicas (p. 87).
- Tosse (p. 93).

Contraindicação: nenhuma, se respeitadas as indicações de idade, dosagem e as formas de uso.

Petitgrain de laranja--amarga *Citrus x aurantium*

O óleo essencial antiestresse, petitgrain de laranja-amarga é feito das folhas da laranja e fornece um óleo de aroma agradável. Prioritariamente recomendado para crianças a partir de 3 anos – e adultos – tensos, sob pressão.

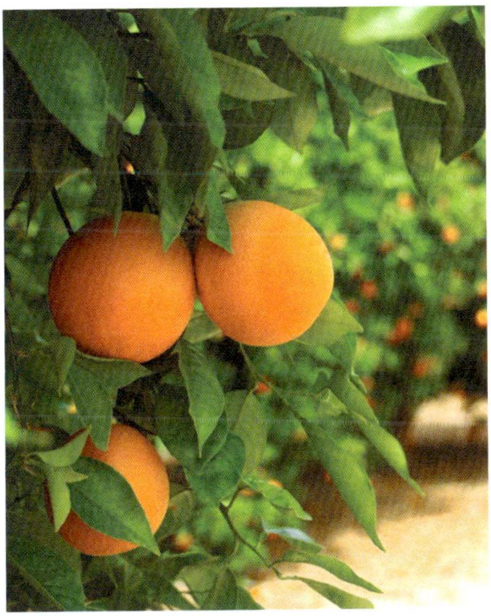

Parte destilada: folhas.
Origem: Paraguay.

Composição: ésteres (50%), monoterpenos (30 a 35%).

Propriedades: **é antiespasmódico.**
- Auxilia na preparação para o sono, fornece um descanso tranquilo para pessoas de natureza estressada.
- Acalma afecções de origem nervosa: dor de barriga, insônia, cólicas, problemas cutâneos.
- Reduz a presença de bactérias, vírus e micoses.

Propriedades emocionais e olfativas:
- Auxilia a visualizar perspectivas e a classificar as preocupações.
- Dissolve bloqueios de origem psicológica.

Formas de uso: **via inalatória (difusão)/ cutânea (banho)/oral.**
- Estresse, insônia (p. 116), espasmofilia, tensões no plexo.
- Respiração bloqueada, ou cortada, ou acelerada, hiperventilação: difusão.
- Plexo solar com nódulos.
- Cólicas intestinais.
- Cãibras musculares: aplique em massagem, diluído em óleo graxo, associado ao OE de manjerona-verdadeira.
- Problemas cutâneos (em sinergia com cenoura (sementes) e lavanda).

Contraindicação: nenhuma, se respeitadas as indicações de idade, dosagem e as formas de uso.

Pinheiro-silvestre

Pinus sylvestris

Pinheiros e abetos são os pulmões da natureza. O pinheiro limpa e purifica o ar, abre os brônquios e age como um tônico antifadiga. Hipócrates já indicava o seu uso para tratar de doenças respiratórias. Para crianças a partir de 5 anos.

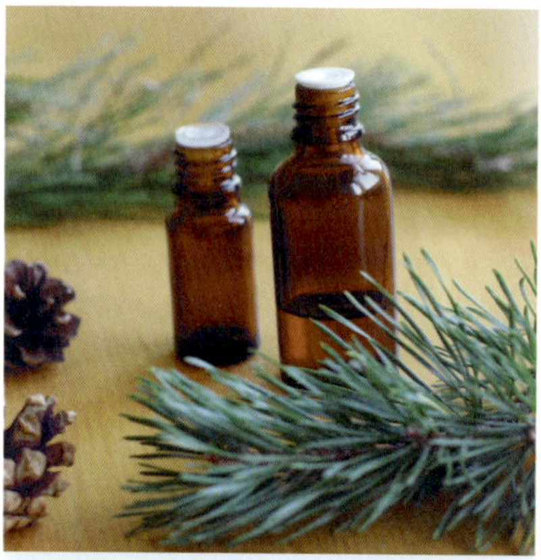

Parte destilada: agulhas (folhas).
Origem: Alemanha, Bulgária, França, Russia.

Composição: monoterpenos (90%).

Propriedades: **é tônico, descongestionante pulmonar.**

- Limpa as vias respiratórias e dá suporte à função pulmonar.
- Desinfeta o ar.
- Estimula o sistema nervoso simpático.
- Combate a dor e a inflamação.
- Tonifica.
- Clareia o pensamento.
- Produz um efeito similar à cortisona.

Propriedades emocionais e olfativas:

- Traz sensação de alegria.
- Regenera a psique e a mente.
- Combate a depressão, a falta de coragem diante da tomada de decisão e restaura a autoconfiança.

Formas de uso: **via inalatória (difusão)/cutânea (banho)/oral.**

- Problemas de otorrinolaringologia em geral: bronquite (p. 87), sinusite, tosse.
- Fadiga crônica, falta de energia, exaustão nervosa. Cãibras musculares, lombalgias: aplique em massagem, diluído em óleo graxo, associado a OE de eucalipto-citriodora e manjerona-verdadeira.

Contraindicação: nenhuma, se respeitadas as indicações de idade, dosagem e as formas de uso.

Ravintsara

Cinnamomum camphora qt. cineol

A ravintsara é utilizada habitualmente na ilha de Madagascar para aliviar muitas doenças e é conhecida pelo nome de *boa folha* na língua malgaxe. É um dos óleos essenciais mais eficazes para combater vírus. O saro (*Cinnamosma fragans*) é similar em termos de propriedades. Seu aroma lembra o eucalipto-radiata. Para bebês e crianças.

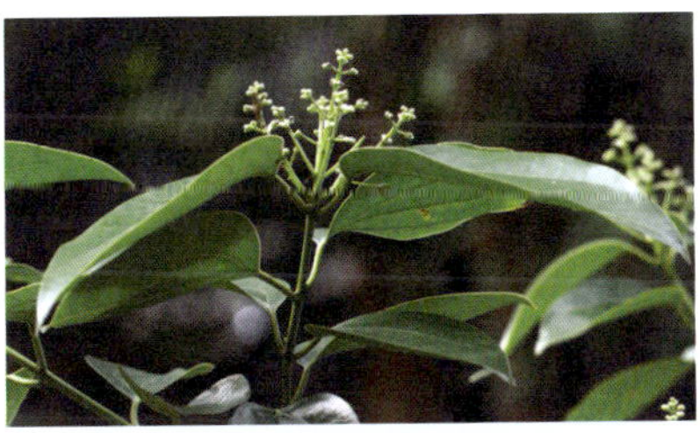

Parte destilada: folhas.
Origem: Madagascar.

Composição: óxidos (50 a 60%, 1,8-cineol), monoterpenos (20%), ésteres (10%), sesquiterpenos, monoterpenoides, fenóis (eugenol 2 a 5%).

Propriedades: **é antiviral.**

- Combate eficazmente os vírus.
- Sustenta e estimula a imunidade.
- Reanima sem agitar.
- Trata dores articulares e musculares.
- Melhora a microcirculação.
- Dissolve mucos, favorece a expectoração, facilita a respiração.

Propriedades emocionais e olfativas:

- Aumenta as percepções sensoriais, portanto, deve ser evitado em um ambiente opressivo.
- Seda (quanto mais você inalar, mais esse aroma trará calma).

Formas de uso: **Formas de uso: via inalatória (difusão)/cutânea (banho)/anal (supositório)/oral.**

- Todas as afecções virais (gripe, hepatite, herpes simplex, herpes zóster, varicela (p. 112), mononucleose, H1N1, gastroenterite (p. 84)).
- Baixa imunidade em geral.
- Infecções das vias respiratórias (bronquite, otite (p. 90), amigdalite, faringite, rinofaringite (p. 91), catarros).
- Contraturas musculares.
- Insônia, depressão, angústia.

Contraindicação: nenhuma, se respeitadas as indicações de idade, dosagem e as formas de uso.

É bom saber

Este óleo é diferente da ravensara (*Ravensara aromatica* e *Ravensara anisata*) que possui propriedades anti-infecciosas, porém não respiratórias. Por muito tempo, houve uma confusão porque Ravensara e Ravintsara são nomeados da mesma forma em Madagascar, seu país de origem.

Saro

Cinnamosma fragrans

Em malgaxe, este óleo essencial é chamado de *mandravasarotra*: o óleo que supera todas as dificuldades. Ele é estimulante, respiratório e regenera a força psíquica e mental. Para bebês e crianças.

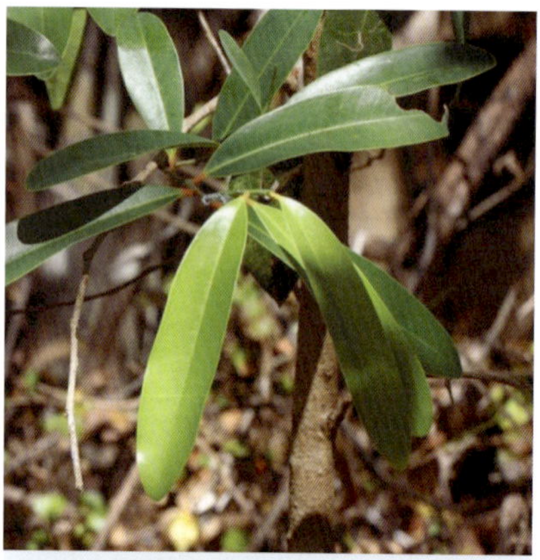

Parte destilada: folhas.
Origem: Madagascar.

Composição: óxidos (40%, 1,8-cineol), monoterpenos (30%), monoterpenoides (12%).

Propriedades:
é protetor da imunidade e dos ouvidos, nariz e garganta.
- Combate vírus e bactérias.
- Favorece a expectoração.
- Regula o sistema imunológico.
- Reduz os espasmos.
- Estimula o sistema nervoso.
- Combate micoses e parasitas.
- Auxilia a cicatrização da pele.

Propriedades emocionais:
- Refresca mentes vigorosas.
- Reforça a coragem e a capacidade de se reconciliar, deixando o passado para trás para seguir em frente.

Formas de uso:
via inalatória (difusão)/cutânea (banho)/anal (supositório)/oral.
- Infecções virais e bacterianas das vias respiratórias (gripe, catarro, sinusite, otite (p. 90), bronquite).
- Infecção urinária.
- Infecções bucais e dentárias (gengivite, aftas, abcessos, as mesmas indicações do óleo de louro).
- Fadiga, falta de ânimo e coragem.
- Depressão.
- Nos primeiros dias de frio: dilua na água do banho ou inale.

Contraindicação: nenhuma, se respeitadas as indicações de idade, dosagem e as formas de uso.

É bom saber

O óleo essencial de Saro pode ser substituído pelo óleo de ravintsara.

Sempre-viva-verdadeira (immortelle) *Helicrysum italicum*

A sempre-viva-verdadeira é originária do Mediterrâneo, crescendo em lugares secos, quentes e áridos. Ela é primordial em casos de urgência para tratar pancadas e hematomas. Este óleo essencial contém cetonas sesquiterpênicas suaves (sem contraindicações) e não oferece risco para as crianças, em uso pontual, de urgência (2 a 4 horas), puro ou pouco diluído. Para crianças a partir de 3 anos.

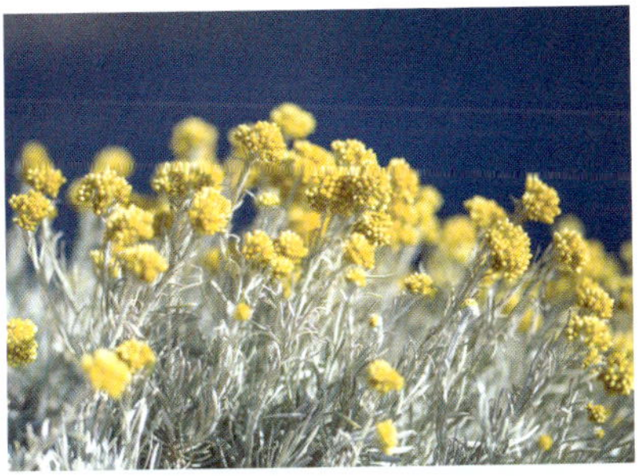

Parte destilada: flor.
Origem: França, Eslovenia.

Composição: cetonas sesquiterpênicas, ésteres (45 a 50%), sesquiterpenos (10%), monoterpenos, óxidos, monoterpenoides.

Propriedades:
- Reduz os hematomas em casos de pancadas, batidas.
- Fluidifica o sangue.
- Estimula a microcirculação em caso de extremidades frias.
- Acalma inflamações.
- Atenua a dor.
- Previne espasmos.
- Cicatriza e regenera a pele.
- Atenua e reabsorve cicatrizes recentes ou antigas (em associação com óleo graxo de rosa-mosqueta do Chile).

Propriedades emocionais:
- Auxilia a superar choques psíquicos (mesmo antigos) e feridas psicológicas.
- Traz paz interior.

Formas de uso: **via inalatória (difusão)/cutânea (massagem).**
- Hematomas internos e externos, recentes ou não.
- Traumatismos por quedas (p. 105): aplique localmente em massagem, diluído em óleo graxo de arnica ou erva-de-são-joão.
- Estiramento, lesão muscular, entorse.
- Choque emocional (mesmo antigo).
- Inflamação dos tendões e articulações: aplique localmente em massagem, em associação ao OE de eucalipto-citriodora.
- Feridas, picadas de insetos (p. 104).

Contraindicação: nenhuma, se respeitadas as indicações de idade, dosagem e as formas de uso.

Tea tree

Melaleuca alternifolia

Este óleo essencial antibacteriano por excelência tem seu nome tea tree originário de uma árvore australiana que foi assim chamada pelo capitão James Cook (por volta de 1770) por ter utilizado suas folhas para substituir o chá. Para crianças a partir de 3 meses.

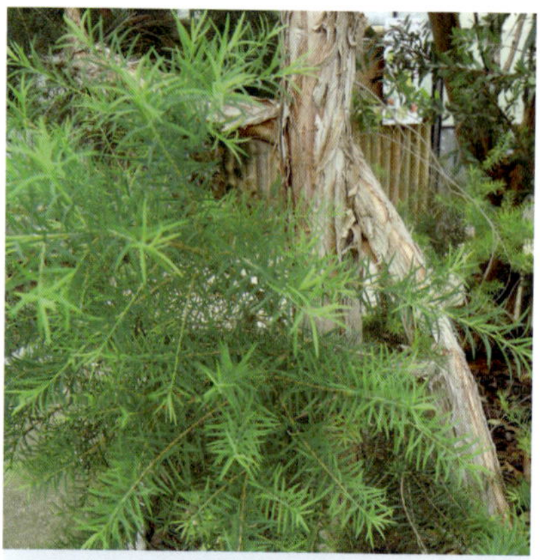

Parte destilada: folhas.
Origem: Austrália, Nova Caledonia, Madagascar.

Composição: monoterpenoides (45-50%), monoterpenos (40%), óxidos (5%), sesquiterpenos.

Propriedades:
é anti-infeccioso, antifúngico.

- Combate bactérias e vírus.
- Elimina os parasitas (piolhos, sarna, vermes intestinais como lombriga).
- Combate micoses (pele, intestinos), drenando a pele.
- Desinfeta feridas.
- Estimula a imunidade.
- Melhora a higiene bucal.

Propriedades emocionais e olfativas:

- Ajuda a ativar as forças para a autocura.
- Restaura a energia e a confiança para realizar ações com amorosidade.

Formas de uso: **Difusão/via cutânea/banho/supositório/via oral**

- Catarro, gripe, bonquite, sinusite, otite (p. 90).
- Aftas, gengivite, abcessos.
- Fungos (p. 102).
- Herpes simplex, herpes zóster.
- Infecções gastrointestinais.
- Peles com problemas, infectadas, oleosas com tendência a acne, micoses.

Contraindicação: salvo se houver sensibilidade, não há contraindicações, se respeitadas as indicações de idade, dosagem e formas de uso.

É bom saber

Seu óleo contém pequenas quantidades de viridiflorol, uma molécula que estimula a ação do estrogênio.

Tomilho qt. linalol

Thymus vulgaris

O óleo essencial de tomilho qt. linalol é um poderoso tônico, indicado para pessoas em convalescença ou como preventivo para a gripe. Para crianças a partir de 6 meses.

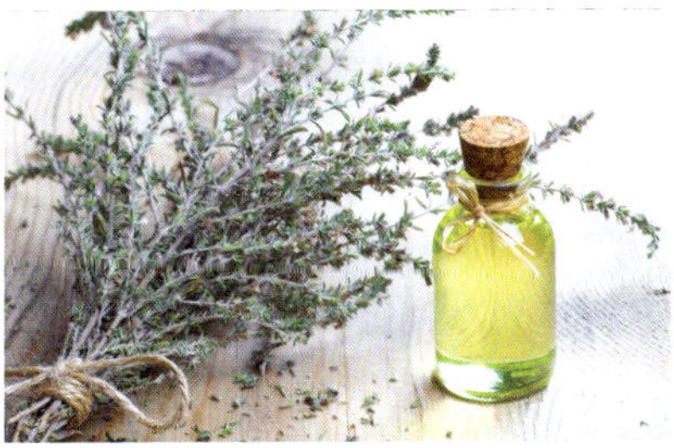

Parte destilada: flores.
Origem: França.

Composição: monoterpenoides (75 %).

Propriedades: **é anti-infeccioso, imunoestimulante.**

- Combate infecções de ouvido, nariz, garganta e pulmões.
- Previne doenças de inverno.
- Atenua infecções urinárias.
- Elimina parasitas (lombriga, oxiúrus, tenia).
- Trata acne e micoses.
- Age como imunoestimulante (tanto crianças como adultos).
- Tonifica o sistema nervoso.

Propriedades emocionais e olfativas:

- Encoraja e traz energia para os mais fracos, em períodos de fragilidade psíquica ou mental.
- Recupera o equilíbrio emocional durante períodos de estresse físico e psíquico.

Formas de uso: **via inalatória (difusão)/cutânea (banho)/anal (supositório)/oral.**

- Para prevenir os males do inverno: aplique em massagem, na região do timo (2 gotas de OE em 1 colher de chá de OG).
- Gripe.
- Convalescença: difusão.
- Fadiga ou depressão.
- Tratamento contra piolhos (p. 109).
- Parasitas (vermes, lombriga, oxiúrus (p. 85)).

Contraindicação: nenhuma, se respeitadas as indicações de idade, dosagem e as formas de uso.

Atenção
São numerosos os óleos essenciais de tomilho e às vezes muito diferentes uns dos outros, conforme sua composição bioquímica. É o caso dos tomilhos doces (quimiotipos linalol e geraniol), e que não devem ser confundidos com os tomilhos quimiotipos timol e carvacrol, que são altamente dermocáusticos e hepatotóxicos. Verifique sempre o nome em latim antes de comprar um óleo essencial de tomilho.

Os óleos graxos (carreadores)

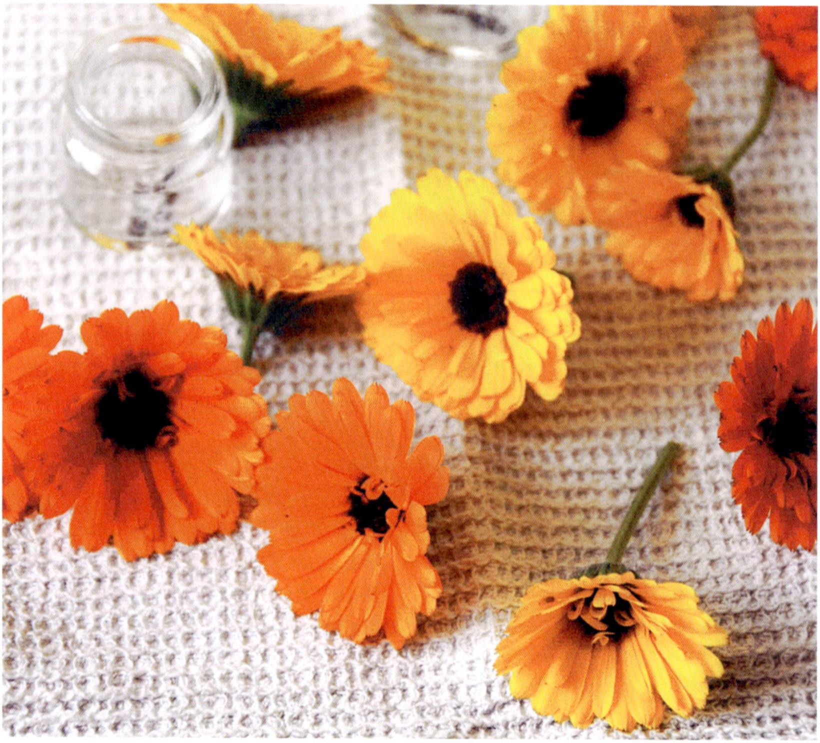

Quais óleos graxos podemos utilizar com as crianças?

Você pode utilizar os seguintes óleos: amêndoas-doces, arnica, calêndula, gérmen de trigo, macadâmia, cominho-preto, avelã, semente de damasco, oliva, rosa-mosqueta, gergelim.

Em caso de alergia a grãos (como gergelim, avelã ou amêndoas), evite o seu uso. Para evitar qualquer risco, você pode simplesmente utilizar um bom óleo de oliva extra-virgem.

Os óleos de arnica e calêndula são feitos a partir da maceração de flores, em azeite de oliva ou de girassol.

Todos esses óleos, com exceção do óleo de gérmen de trigo, avelã e rosa-mosqueta, se conservam fora de refrigeração.

Amêndoas-doces

Prunus amygdalus var. dulcis

É o óleo para bebês com pele irritada, sendo aplicado em massagem depois do banho, a fim de reconstituir o filme hidrolipídico da derme. Para as peles mistas ou oleosas, pode ser comedogênico. Administrado por via oral, é laxativo e atenua inflamações digestivas.

Composição: vitamina A, D, E, ômega 9 (75%), ômega 6 (16%), ômega 3 (0,5%).

Propriedades:
é emoliente, tonificante.
- Combate a caspa.
- Previne eritemas glúteos.
- Ajuda a clarear estrias.

Formas de uso:
via cutânea (depois dos cuidados matinais e à noite)/via oral.
- Assepsia dos bebês.
- Peles frágeis, com couperose (rosácea).
- Queimaduras superficiais e inflamações.
- Peles secas e irritadas, coceiras, fissuras, pruridos e todas as dermatoses (p. 98).
- Fígado congestionado, inflamação das vias digestivas (p. 80).
- Parasitas (vermes).

Atenção
O óleo de amêndoas-doces refinado encontrado nos supermercados ou em farmácias resseca a pele e pode ser uma fonte de alergias.

Arnica

Arnica montana

Óleo para contusões.

Composição: óleo de base (oliva ou girassol), para maceração das flores de arnica.

Propriedades:
- Age como analgésico.
- Impede a formação de hematomas.
- Combate a inflamação.

Formas de uso: **via cutânea.**
- Fadiga corporal e muscular: aplique em massagem antes ou depois de atividades esportivas.
- Golpes, pancadas e contusões (p. 105).

Atenção
Não se aplica sobre ferida aberta.

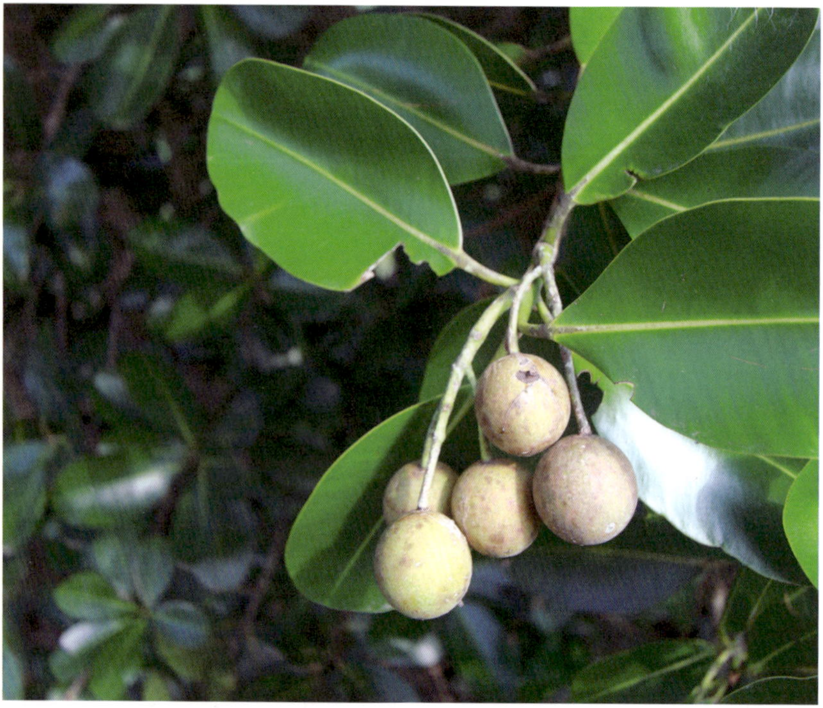

Aprofundando

Sobre o óleo de tamanu *(Calophyllum inophyllum)*

Constituído de aproximadamente 30% de ômega 6, este óleo graxo contém componentes voláteis que lhe conferem propriedades adicionais. É um óleo destinado à diluição de óleos essenciais. De cor verde escuro e de aroma muito acentuado, este óleo utilizado de maneira prolongada é melhor tolerado pela pele quando diluído em outro óleo graxo. Para crianças a partir de 1 ano, ele é usado diluído na proporção de 10% (tamanu) em 90% de um outro óleo graxo. Para crianças a partir de 3 anos, a diluição é de 50%. Antisséptico e cicatrizante, o tamanu trata de queimaduras, eczemas (p. 99), psoríase, estrias, feridas (p. 126), micoses, e misturado a óleos essênciais antivirais, traz bons resultados contra herpes simplex, herpes zóster, varicela, escarlatina. Acalma coceiras e irritações e suprime a sensação de dor. No caso de cicatrizes provocadas pela acne, ou por uma cirurgia, ele pode ser associado ao óleo graxo de rosa-mosqueta. É também utilizado por suas propriedades nos capilares sanguíneos e nas dores articulares e musculares, aliviando imediatamente dores de entorses. Ligeiramente anticoagulante, aumenta a circulação sanguínea, descongestionando a pele. Pode também ser associado a óleos essênciais anti-inflamatórios (eucalipto-citriodora, sempre-viva-verdadeira).

Avelã

Corylus avellana

Este óleo penetra muito bem na pele, sem deixá-la gordurosa. De cor amarela, é recomendado para tratamentos faciais de peles oleosas. Como ele rança facilmente, deve ser guardado na geladeira.

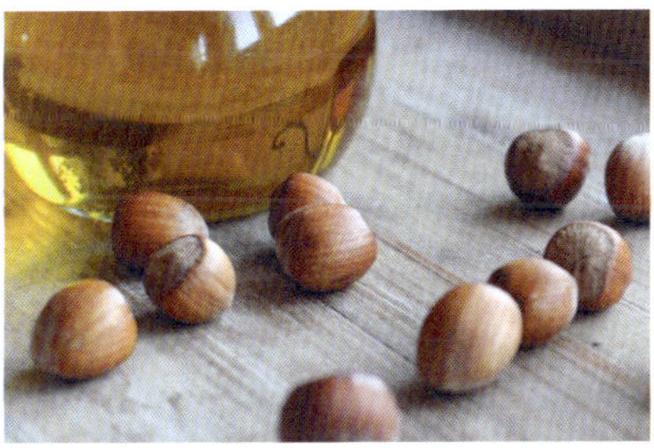

Composição: ômega 9 (21%), ômega 6 (55%), ômega 3 (13%), vitaminas A e E.

Propriedades: **é muito penetrante.**

- Drena e contrai os tecidos (ação adstringente).
- Nutre, hidrata e suaviza.
- Purifica a pele oleosa com cravos.
- Tonifica.
- Combate a anemia.
- Age como vermífugo (por via oral).

Formas de uso: **via cutânea**

- Peles avermelhadas e frágeis, com couperose (rosácea).
- Peles oleosas ou mistas, no cuidado diário.
- Cicatrizes.
- Acne (regula a produção de sebo).

Calêndula

Calendula officinalis

Este óleo alaranjado e rico em caroteno é obtido por maceração das flores de calêndula.

Composição: óleo de base (oliva ou amêndoas ou girassol) para maceração das flores de calêndula.

Propriedades: **é muito calmante das irritações cutâneas.**

- Antisséptico, cicatrizante.
- Combate inflamação.
- Reconstitui, amacia e acalma a epiderme.

Formas de uso: **via cutânea**

- Peles maltratadas, rachadas, ásperas, com eczema (p. 99), eritema pruriginoso (p. 100), fissuras (p. 108), queimaduras, pequenas feridas (p. 126), psoríase.
- Cuida de peles frágeis.
- Queimaduras, incluindo de sol (p. 107).
- Dores, coceiras, urticária, picadas de insetos.
- Peles extremamente secas, peles excessivamente sensíveis.

Cominho-preto

Nigella sativa

Óleo anti-alérgico, bom para vias respiratórias. Este óleo é utilizado comumente no Egito e no Oriente Médio para tratar todas as doenças. É chamado de cominho-preto devido à sua cor escura e pelo seu pronunciado sabor de cominho. Contém naturalmente 0,2% de óleo essencial.

Composição: ômega 9 (20%), ômega 6 (50%), nigelona, nigelina, minerais.

Propriedades: é antialérgico, imunomodulador.

- Combate os micróbios.
- Reduz a inflamação.
- Equilibra a imunidade.
- Acalma os brônquios.

Formas de uso: via cutânea/oral.

- Eczema alérgico (p. 99), psoríase.
- Rinite alérgica sazonal: administre por via oral 1 colher de chá, 1 a 3 vezes ao dia a partir de 7 anos.
- Asma, bronquite.
- Sistema imunológico fragilizado: por via oral (1 colher de chá de 1 a 3 vezes ao dia), trate antes do outono e da primavera.

Gergelim

Sesamum indicum

Óleo de massagem por excelência. Muito apreciado por sua capacidade de aquecer durante a massagem, o óleo de gergelim pode ser ligeiramente aquecido em banho-maria antes do uso para maior conforto. Um pouco espesso, não penetra facilmente na pele. Em massagem e cuidados para bebês, ele pode substituir o óleo de amêndoas-doces.

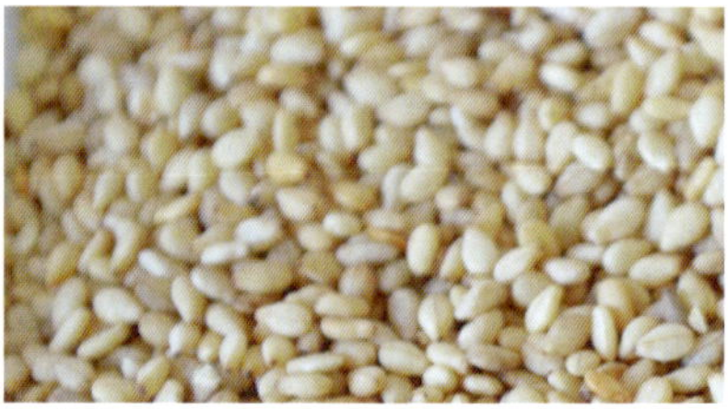

Composição: ômega 6 (60%), ômega 9 (25%), vitamina E.

Propriedades:

- Evita a descamação.
- Regenera as peles secas e irritadas.
- Hidrata e mantém a hidratação.
- Possui ação antioxidante (seis minerais, selênio).
- Indicado para a maioria dos problemas dermatológicos.
- Suaviza e acalma dores articulares.
- Assegura uma leve proteção solar (fator 4).

Formas de uso: via cutânea.

- Peles secas e com descamação.
- Eczema, psoríase.

Gérmen de trigo

Triticum vulgare

Apesar de seu forte aroma e a sua difícil penetração na pele, este óleo nutritivo é um magnífico regenerador da pele.

Atenção

Embora o gérmen de trigo não contenha glúten, por precaução deve-se evitar seu uso em quem tenha intolerância.

Composição: vitamina E, ômega 9, (18%), ômega 6 (63%), ômega 3 (5%), vitamina A, D, K, B, C.

Propriedades: **antioxidante.**

- Combate os efeitos do sol.
- Regenera os tecidos (muito nutritivo).
- Hidrata a pele seca e com escamas.
- Amacia a pele.

Formas de uso: **via cutânea.**

- Pele muito seca.
- Ajuda no ezcema seco (p. 99), estrias (p. 100), craquelamento (p. 108).
- Bom para gengivas frágeis.

É bom saber

Ajuda a reparar as deficiências de vitamina E e os efeitos do sol, usando-se 1 colher de chá por dia (na alimentação), por 3 semanas.

Macadâmia

Macadamia integrifolia

O óleo de base. Penetra facilmente na pele sem criar um filme oclusivo na superfície da derme.

Composição: ômega 9 (46%), ômega 6 (2%), acidos graxos saturados (15%).

Propriedades:

- Facilita a microcirculação local.
- Elimina bactérias.
- Amacia e nutre a pele, enquanto combate a desidratação (graças à sua composição de ácidos graxos, muito próxima da composição do sebo natural).
- Ajuda na cicatrização, protege a pele, deixando-a suave ao toque.
- Permite a penetração dos óleos essenciais até a hipoderme.

Formas de uso: **via cutânea.**

- Peles desequilibradas, de mistas a oleosas.
- Bom cuidado para peles irritadas, muito agredidas (cicatrizes, craqueladas), frágeis e sensíveis: quando utilizado em massagem com óleos essenciais, permite que estes penetrem de forma eficaz.

Oliva

Olea europaea

Óleo emergencial. Este óleo é altamente recomendado para neutralizar os efeitos de um óleo essencial (em caso de acidente) ou substituir outro óleo graxo, causador de alergia.

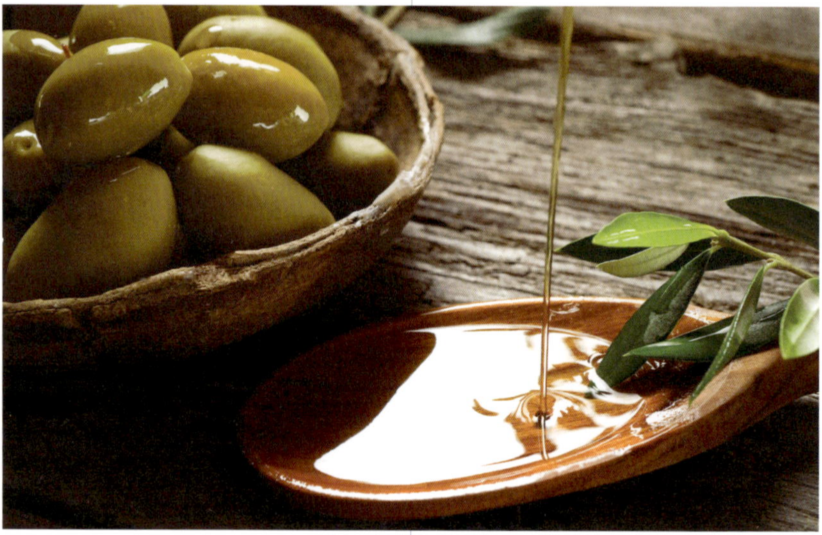

Composição: ômega 9 (55 a 80%), ácidos graxos saturados (7 a 20%), vitamina A, D, E, K.

Propriedades: **é extremamente bem tolerado por todos.**

- Suaviza, acalma a epiderme.
- Nutre.
- Cicatriza.
- Age como laxativo.

Formas de uso: **via cutânea/oral.**

- Em caso de acidente para neutralizar um óleo essencial.
- Em caso de alergia de outros óleos graxos.
- Irritação da pele.
- Mãos secas, pele rachada.
- Constipação: 1 colher de chá ou de sopa pela manhã em jejum ou durante as refeições.

Rosa-mosqueta

Rosa canina, rubiginosa ou *moschata*

Óleo anti-cicatrizes. Apesar desse nome, o óleo de rosa-mosqueta não tem aroma de rosas. Deve ser conservado em geladeira.

Composição: ômega 3 (36%), ômega 6 (44%), vitamina A, C e E.

Propriedades:
- Atenua o aspecto das cicatrizes, mesmo antigas.
- Regenera as células.
- Restaura a elasticidade da pele.
- Trata cicatrizes, lesões acneicas, queimaduras, eczemas, ressecamento, couperose.
- Repara a pele após cirurgias.
- Drena e contrai os tecidos (ação adstringente).

Formas de uso: **via cutânea.**
- Reduz estrias, inclusive as antigas.
- Abranda cicatrizes.

Atenção
Em razão de suas propriedades adstringentes, pode não ser bem tolerado por peles sensíveis e, por isso, recomenda-se sua diluição em outro óleo graxo.

Semente de damasco

Prunus armeniaca

Óleo para toda a família. Muito penetrante e bem tolerado, não deixa resíduos nem sensação de gordura sobre a pele, sendo portanto, um ótimo veículo para óleos essenciais.

Composição: vitamina A, ômega 9 (71%), ômega 6 (31%), vitamina E.

Propriedades: **para todos os tipos de pele.**
- Tonifica.
- Nutre.
- Hidrata.
- Amacia.

Formas de uso: **via cutânea.**
- Óleo de base por suas propriedades, para a adição de óleos essenciais.
- Pele mista e oleosa.
- Pele sensível e ressecada (para hidratação em associação com outro óleo).

Os hidrolatos e as águas florais: a aromaterapia suave

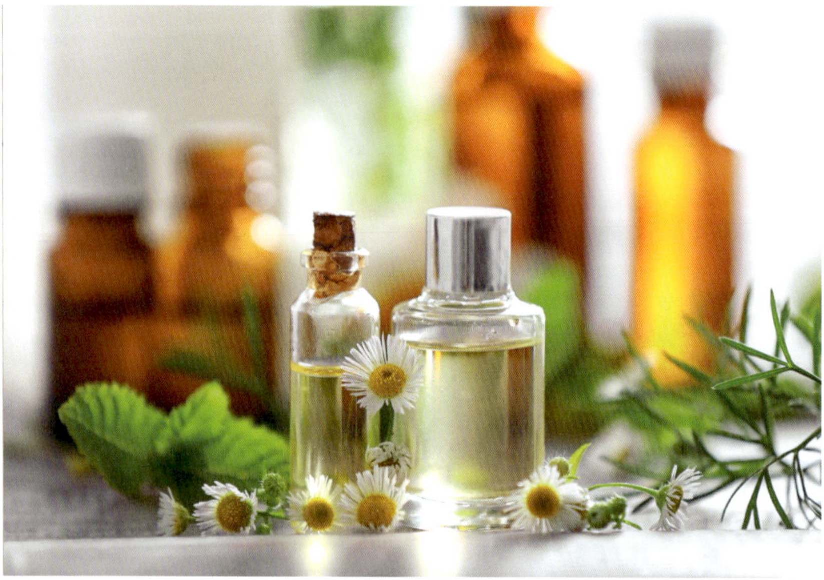

Quais hidrolatos utilizar em crianças?

Podemos usar todos os hidrolatos correspondentes aos óleos essenciais recomendados para crianças, inclusive os de hortelã-pimenta ou canela: manjericão-verdadeiro qt. linalol, centáurea-azul, camomila-romana, camomila-alemã, cenoura, cisto, flor de laranjeira, ênula-doce, louro, lavanda-verdadeira, melissa, hortelã-pimenta, pinheiro, rosa, tomilho qt. linalol, verbena-limão.

O kit de 4 hidrolatos para começar:

- Hidrolato de camomila: antálgico.
- Hidrolato de flor de laranjeira: antiestresse, calmante.
- Hidrolado de tomilho qt. linalol: imunizante e desinfetante.
- Hidrolato de melissa: digestivo.

Água floral de centáurea-azul

Centaurea cyanus[7]

Indispensável para olhos cansados.

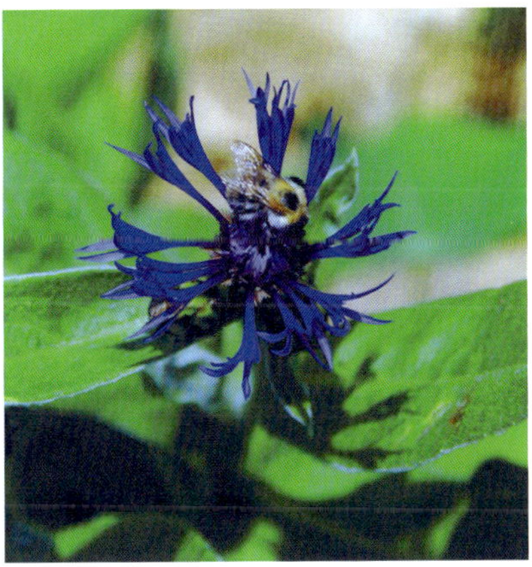

Propriedades:

- Acalma os olhos irritados e cansados.
- Tonifica peles secas e desvitalizadas.

Formas de uso: **uso ocular (compressa ou banhos).**

- Pó ou areia nos olhos.
- Poluição, polinização.
- Fadiga ocular por uso de computador.
- Em caso de conjuntivite: banhar os olhos, de 1 a 3 minutos.

7 N.R.: *Centaurea cyanus* (ou centáurea-azul) é uma flor comestível, mais conhecida em Portugal como centáurea. No Brasil, também é denominada escovinha, marianinha entre outras. Disponível em: <http://www.agronegocios.eu/noticias/flores-comestiveis--centaurea/>. Acesso em: 20 jan. 2017.

Camomila-alemã

Matricaria recutita

O hidrolato antialérgico.

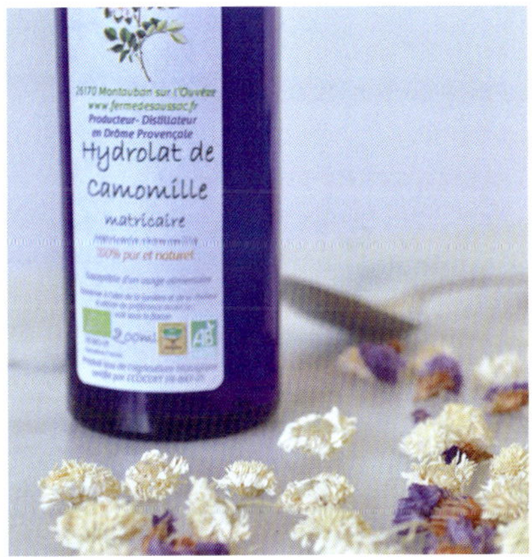

Propriedades:

- Diminui as reações alégicas.
- Reduz inflamação.
- Acalma a pele e as mucosas.
- Combate transtornos emocionais (cólera, agressividade, agitação mental).

Formas de uso:

via inalatória/cutânea (vaporização, compressa)/oral.

- Rinite alérgia sazonal (p. 96).
- Alergia ao sol: vaporização.
- Irritações: vaporize ou aplique como compressa.

Camomila-romana

Chamaemelum nobile

(sin. Anthemis nobilis)

O hidrolato que acalma a pele.

Propriedades:

- Alivia surtos de eczema e de dor de dente.
- Acalma irritação nos olhos.
- Acalma eczema, prurido, queimaduras solares.
- Atua como vermífugo.
- Suaviza temperamentos nervosos e irritadiços.
- Reduz cólicas.
- Tonifica peles sensíveis e ressecadas.
- Combate acidez estomacal.

Propriedades emocionais e olfativas:

Acalma a cólera, a agressividade e a agitação mental.

Formas de uso:

via cutânea (vaporização, banho)/oral.

- Surtos de dor de dente: vaporizar na boca, várias vezes ao dia.
- Cólicas (p. 80).
- Temperamento colérico, agitação: administre por via oral 2 a 3 vezes do dia, borrife no corpo ou coloque 1 copo de hidrolato na água do banho.
- Pele sensível, ressecada: borrife depois da higienização.

Cenoura (sementes)

Daucus carota

O hidrolato regenerador da pele e do fígado.

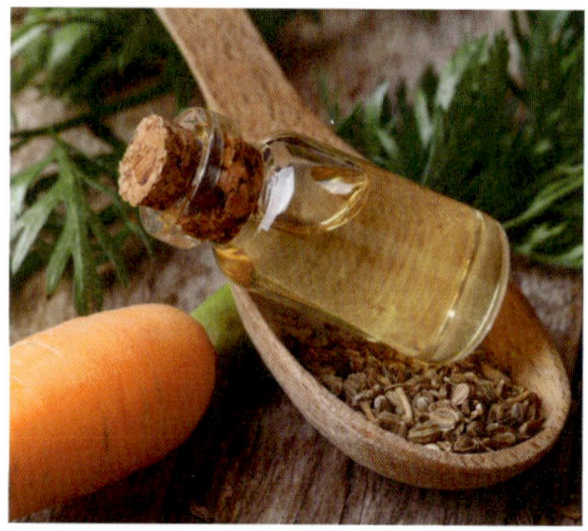

Propriedades:

- Regenera a pele.
- Drena e regenera o fígado e os rins.
- Regula o sistema nervoso.

Propriedades emocionais e olfativas:

Tranquiliza e traz segurança.

Formas de uso: **via cutânea (vaporização, compressa)/oral.**

- Inflamações cutâneas como eczema (p.99) e psoríase: borrife ou administre com compressa ou por via oral.
- Separação da mãe: por via oral.
- Pele cansada: vaporização.
- Digestão difícil (p. 81): administre por via oral.

Cisto (ládano)

Cistus ladanifer

O hidrolato antiviral e anti-hemorrágico.

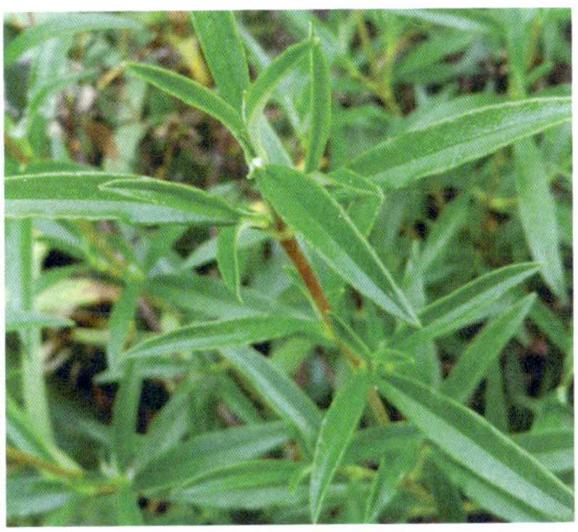

Propriedades:

- Estanca hemorragias, sangramentos.
- Age poderosamente como antiviral e antibacteriano.
- Auxilia a cicatrização.
- Regenera profundamente a pele.

Propriedades emocionais e olfativas:

Harmoniza o sistema nervoso.

Formas de uso:

via cutânea (vaporização)/oral.

- Doenças virais (p. 111): administre por via oral.
- Feridas (p. 127), cortes ou escoriações.
- Sangramentos: vaporização.
- Acne: vaporização.

Ênula-doce

Inula graveolens

O hidrolato que fluidifica os mucos.

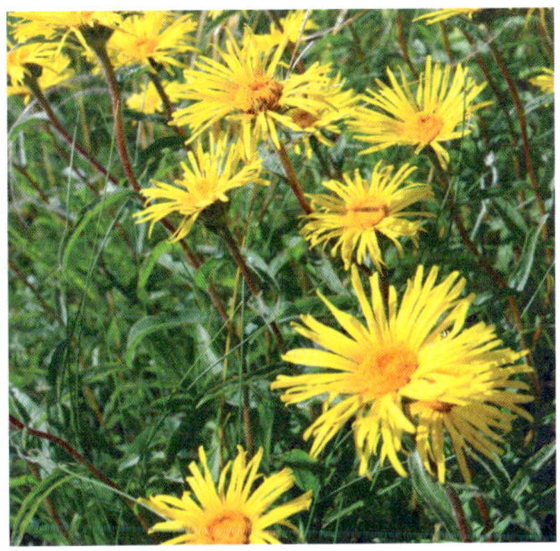

Propriedades:

Fluidifica os mucos.

Formas de uso: **via oral.**

Problemas respiratórios e de ouvido, nariz e garganta.

Flor de laranjeira (ou néroli)

Citrus × aurantium

O hidrolato que ajuda a dormir bem.

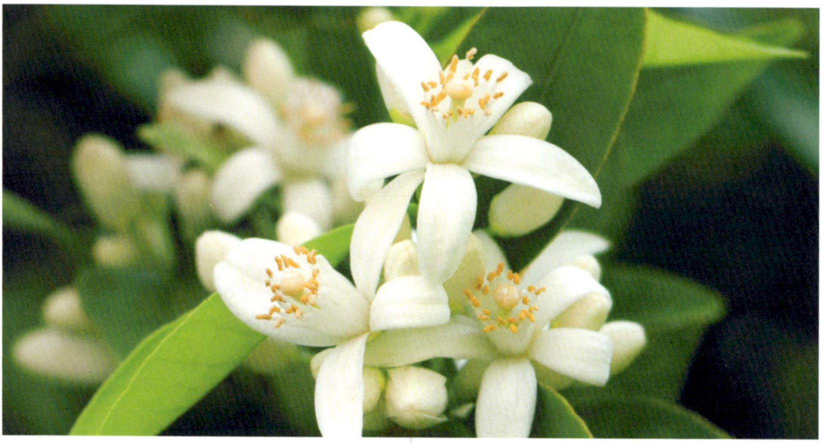

Propriedades:

- Acalma, relaxa, tranquiliza.
- Facilita a digestão e o sono.
- Equilibra o ritmo cardíaco.
- Regenera todo tipo de pele.

Propriedades emocionais e olfativas:

- Traz segurança.
- Acalma cólera e frustações, comportamentos histéricos, estresse, medo e desânimo.

Formas de uso: via oral.

- Dificuldade para dormir, insônia (p. 116): administre antes de dormir, diluído em um copo de água, a partir de 6 anos.
- Hiperatividade: administre 1 colher de chá em um copo de água, 3 vezes ao dia.
- Fadiga nervosa: administre em tratamento interno (antes dos exames).
- Choques nervosos ou medos (de entrega, liberação).
- Digestão (p. 79-83).

É bom saber

O hidrolato de flor de laranjeira substitui o óleo essencial de néroli que é muito caro. Ele pode ser utilizado em loções para a pele e na cozinha (em saladas de frutas ou para perfumar uma xícara de chá quente).

Hortelã-pimenta

Mentha x piperita

O hidrolato refrescante.

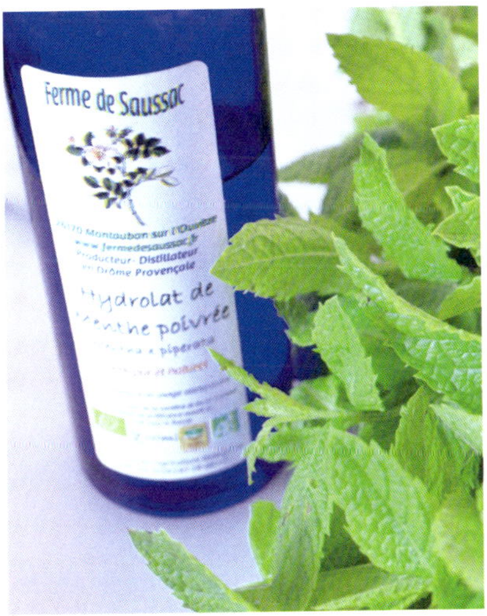

Propriedades:

- Facilita a digestão.
- Reduz os espasmos.
- Refresca.
- Ameniza as dores.
- Combate vírus.
- Acalma as coceiras cutâneas.

Propriedades emocionais e olfativas:

- Resolve as dificuldades de expressão.
- Ajuda a gerenciar as situações de forma mais equilibrada (cabeça fria).
- Sentimentalismo exagerado.

Atenção
Este hidrolato é recomendado para crianças a partir de 10 anos por via oral e a partir de 6 anos em borrifador.

Formas de uso:

via cutânea (vaporização)/oral.

- Náuseas (p. 121), enxaquecas (p. 118), adminsitração por via oral.
- Eczema, urticária, coceiras: administre por via oral e/ou borrifador.
- Doenças infantis (tipo varicela): por via oral e/ou em borrifador (não apresenta riscos, mesmo que a criança coloque a mão na boca, ou tenha o hábito de lamber a pele).
- Transpiração excessiva: por via oral.
- Queimaduras de sol (p. 107): em borrifador, associado ao hidrolato de lavanda.

É bom saber

O hidrolato de hortelã-pimenta é bem refrescante, quando misturado à água ou a uma limonada.

Louro

Laurus nobilis

O hidrolato para os cuidados bucais.

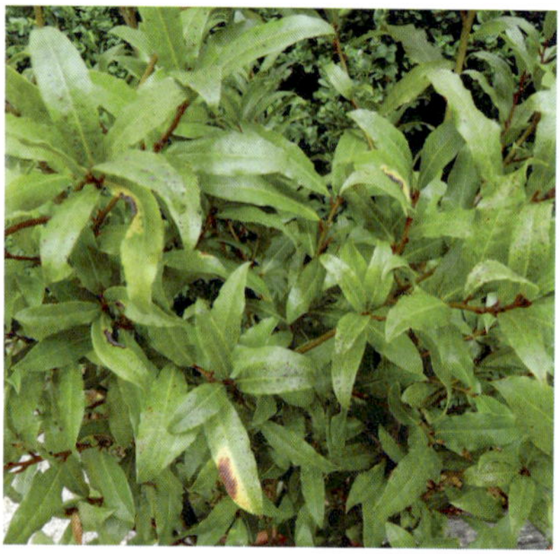

Propriedades:

- Combate bactérias, micoses e vírus.
- Age como um antisséptico bucal.
- Ameniza a dor.
- Estimula o sistema imunológico.
- Ajuda na limpeza das peles mistas.

Formas de uso: **cutânea (vaporização)/oral (bochechos).**

- Aftas (p. 79).
- Afecções bucais, na língua (p. 85), nas gengivas: borrife e/ou bocheche.
- Higiene buco-dentária (para fazer bochechos).
- Espinhas, cravos e acne: borrife após limpeza da pele.
- Ferida (p. 126): use em borrifador para limpeza da pele.

Lavanda-verdadeira

Lavandula angustifolia

O hidrolato que acalma a pele e os nervos.

Propriedades:

- Suaviza a pele.
- Acalma os nervos, agindo como um antiestresse.
- Alivia a dor.
- Evita infecções.
- Purifica o sangue.

Propriedades emocionais e olfativas:

Combate os distúrbios emocionais (agressividade, nervosismo, agitação, impaciência)

Formas de uso: **via cutânea (vaporização)/oral.**

- Queimaduras de sol (p 107), coceiras (p. 101) picadas de insetos (p. 103): borrife sozinho ou em associação com o hidrolato de camomila-romana.
- Agitação, impaciência, nervosismo, agressividade: administre por via oral.
- Infecções frequentes.

É bom saber

O hidrolato de lavanda perfuma de maneira muito agradável preparações culinárias à base de baunilha.

Manjericão--verdadeiro qt. linalol

Ocimum basilicum

Hidrolato digestivo e antialérgico.

Propriedades:
- Diminui as reações alérgicas.
- Auxilia a digestão.
- Tonifica o sistema nervoso.

Propriedades emocionais e olfativas:
- Traz confiança em si.
- Acalma problemas emocionais (incapacidade de digerir suas emoções, angústias, crises de choro, nervosismo, medo).

Formas de uso: via oral.
- Agitação, estresse, nervosismo.
- Alergia das vias respiratórias: utilizar com o hidrolato de camomila-alemã (p. 67).
- Inchaço abdominal, espasmos digestivos, cólicas (p. 119).
- Náuseas infantis (p. 120) e de gravidez.

É bom saber

O hidrolato de manjericão-verdadeiro qt. linalol vai bem com pepino e suco de tomate.

Melissa

Melissa officinalis

O hidrolato da digestão.

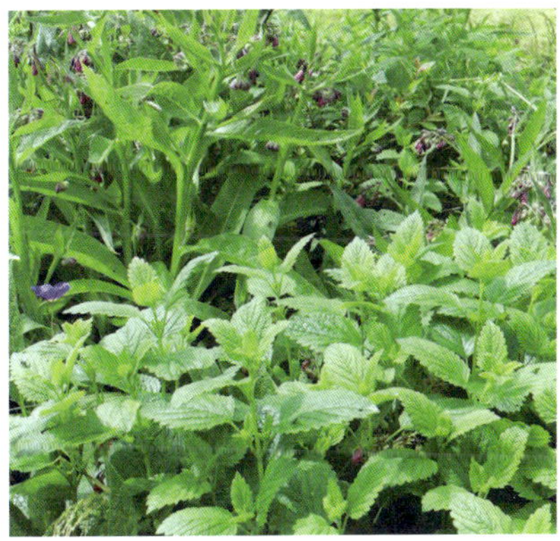

Propriedades:
- Facilita a digestão.
- Reduz os espasmos.
- Atua como antidepressivo.
- Combate inflamações.

Formas de uso: via oral.
- Dor de barriga (cólicas), náuseas (p. 120), indigestões.
- Crises nervosas, insônia, agitação, depressão.
- Digestão difícil (p. 80): administre por via oral, associado com hidrolato de hortelã-pimenta ou flor de laranjeira.

Pinheiro-silvestre

Pinus sylvestris

O hidrolato que favorece a respiração.

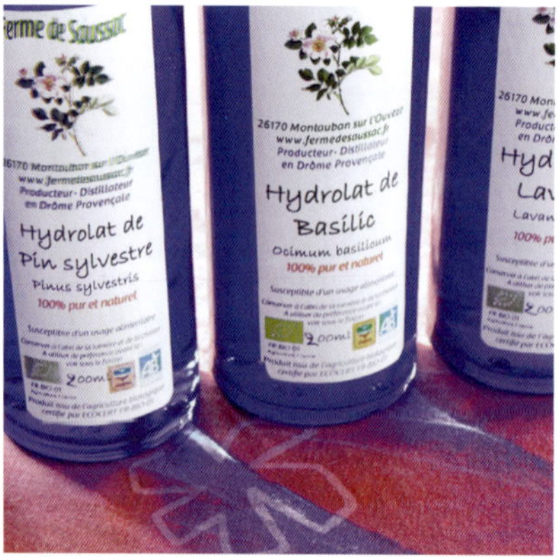

Propriedades:

- Ativa e limpa as vias respiratórias.
- Tonifica todo o organismo.
- Dissolve mucos, favorece a expectoração.
- Age como antisséptico.
- Reduz a inflamação.

Formas de uso: **via oral.**

- Asma, bronquite (p. 87), sinusite: administre por via oral com o hidrolato de ênula-doce ou eucalipto-radiata.
- Fadiga crônica: administre por via oral.

Rosa-de-damasco

Rosa damascena

O hidrolato antiestresse e antirrubor.

Propriedades:

- Limpa a pele delicadamente.
- Acalma a vermelhidão e a irritação cutânea.
- Age como um antiestresse.
- Refresca.
- Reequilibra as emoções de forma muito eficaz.
- Regula o apetite (controla o desejo por açúcar, os excessos).
- Acalma os olhos irritados e doloridos.
- Tonifica a pele seca.

Propriedades emocionais e olfativas:

- Alivia a tristeza, o luto.
- Tranquiliza os temperamentos perfeccionistas.

Formas de uso:

via cutânea (vaporização)/oral.

- Vermelhidão, alergia cutânea, eczema: em borrifador.
- Cuidados com o bebê: borrife depois dos cuidados higiênicos.
- Tristeza: administre por via oral.
- Calor: borrife em todo o corpo.
- Nervosismo, estresse: administre por via oral.
- Fadiga ocular devido à exposição a telas (computadores, televisão): borrife no rosto.

Tomilho qt. linalol

Thymus vulgaris

O hidrolato para aumentar a imunidade.

Propriedades:

- Combate bactérias, vírus, micoses e parasitas.
- Estimula o sistema imunológico.
- Desinfeta a pele.
- Tonifica o sistema nervoso.

Propriedades emocionais e olfativas:
Dá coragem aos emotivos.

Formas de uso: **via cutânea (vaporização, banho)/oral (bochechos).**

- Como prevenção para os males do inverno para reforçar as defesas imunológicas: administre por via oral por 40 dias, ou coloque na água do banho de recém-nascidos, como preventivo de epidemias.
- Fadiga nervosa: administre por via oral, sendo 1 colher de chá, de 1 a 3 vezes ao dia.
- Impetigo (p. 101).
- Infecções bucais: use em bochechos.
- Acne: borrife depois da higiene, pela manhã e à noite.

Verbena-limão

Aloysia citriodora

O hidrolato que favorece o bom humor e a digestão.

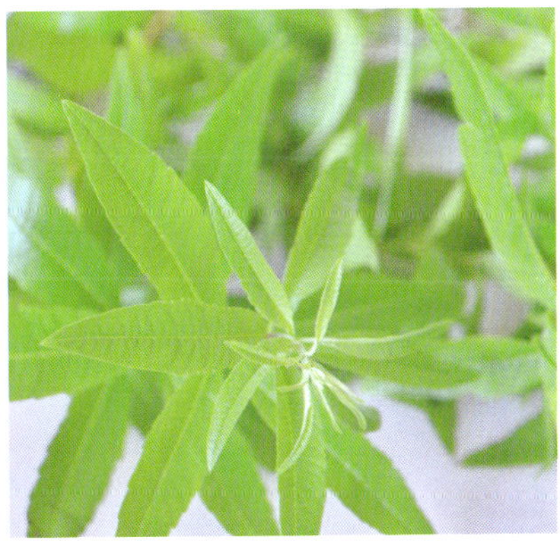

Propriedades:

- Reduz a inflamação.
- Regula o sistema em reações imunológicas muito fortes ou muito fracas.
- Facilita a digestao e estimula o fígado, o pâncreas e os intestinos.
- Reequilibra o sistema nervoso (ação sedativa e tônica).

Formas de uso:
via cutânea (vaporização)/oral.

- Espasmos, cólicas intestinais, constipação (p. 81): administre por via oral.
- Angústias, medos, falta de alegria, cansaço: administre por via oral.
- Psoríase: em borrifador.

3

Os problemas na saúde de 0 meses a 10 anos

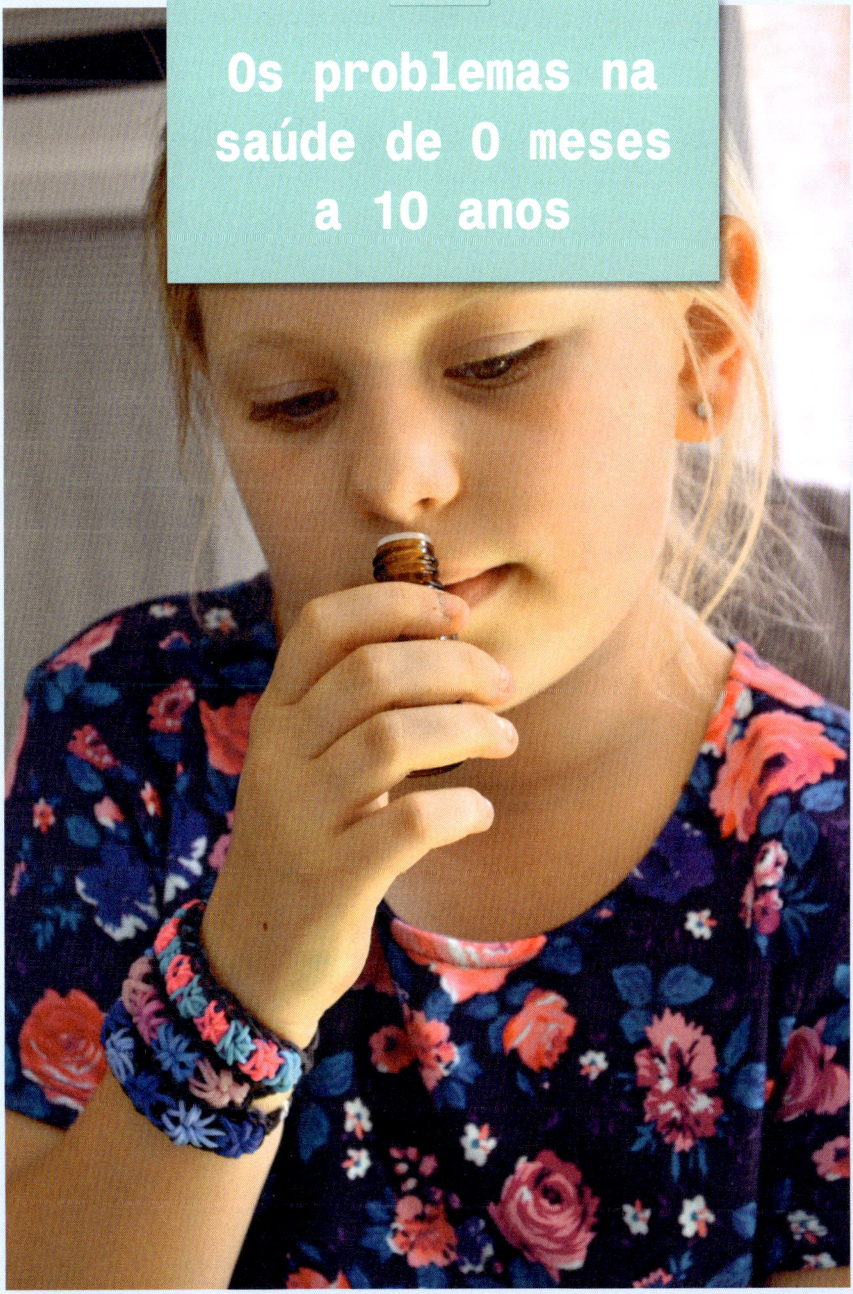

Os problemas na saúde de 0 meses a 10 anos

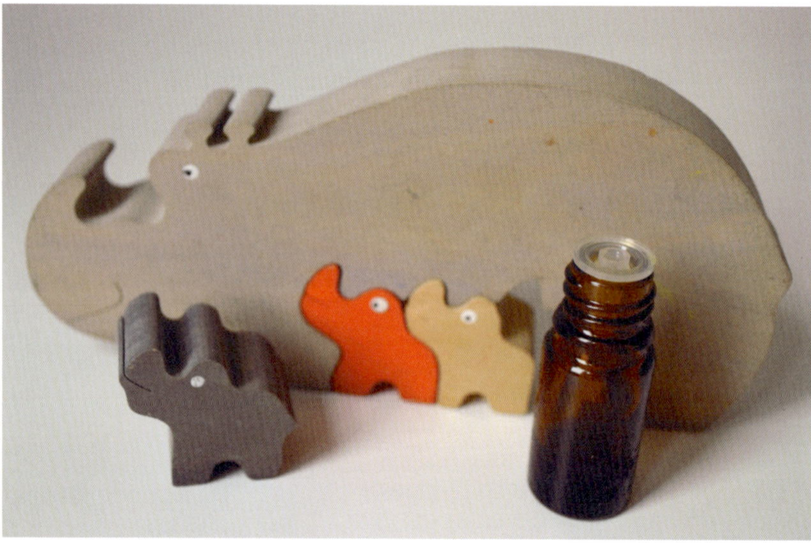

Óleos essenciais e hidrolatos podem ser muito úteis para as doenças quotidianas. Porém, quando um sintoma ou uma série de sintomas graves aparecem, é importante consultar um médico para um diagnóstico preciso, ou até mesmo usar a alopatia, em casos graves (asfixia, convulsões, principais dificuldades respiratórias, fraturas, queimaduras extensas.). Alguns dos conselhos dados aqui são parte de um cuidadoso acompanhamento preventivo ou de um tratamento global.

Não confundir hidrolato (H), cuja utilização por via interna (incluindo uso ocular) é recomendada para todas as crianças, com óleo essencial (OE), cujo uso por via interna (incluindo olhos) é fortemente desaconselhável.

OE **Óleo essencial**

OG **Óleo graxo**

H **Hidrolato**

Digestão

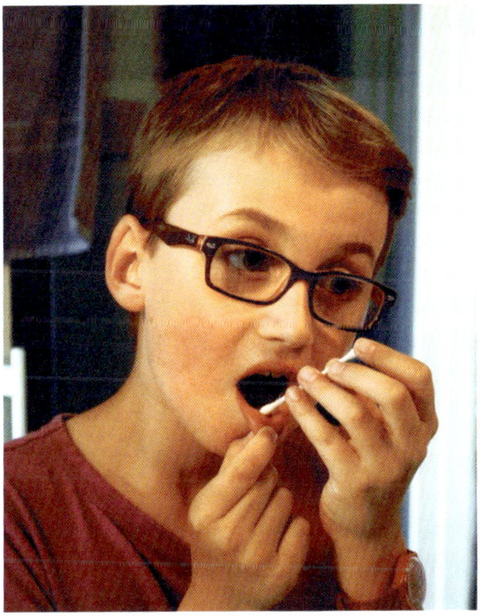

Aftas

As aftas são decorrentes de uma proliferação de *Candida albicans*, uma bactéria que se encontra no intestino (ver *sapinho*, p. 85)

Produto: H
- **H de canela-do-ceilão (cascas).**
- **H louro.**
- **H tea tree (para leveduras muito resistentes).**

Idade: **a partir de 6 anos.**
Dosagem e aplicação: **via oral.**
Misture em partes iguais os 3 H e ofereça 1 colher de chá dessa mistura em um copo de água, 3 vezes ao dia, por 40 dias, ou tome apenas o H de canela-do-ceilão (cascas).

Produto: H
- **H louro.**

Idade: **a partir de 8 anos.**
Dosagem e aplicação: **via cutânea.**
Pingue uma gota de H de louro em uma haste flexível e aplique localmente sobre as aftas.

Falta de apetite

Produto: H
- **H flor de laranjeira.**
- **H melissa.**

Idade: **a partir de 3 anos.**
Dosagem e aplicação: **via oral.**
Misture em partes iguais os 2 H em uma garrafa apropriada. Dê à criança uma colher do chá do líquido em ½ copo de água, antes das principais refeições, durante 21 dias. O perfume dessa mistura é magnífico.

Produto: H
- **H canela-do-ceilão (cascas).**
- **H hortelã-pimenta.**

Idade: **a partir de 10 anos.**
Dosagem e aplicação: **via oral.**
Coloque 1 colher de chá de um dos hidrolatos acima, ou misture os 2, em 1 copo de água e ofereça à criança antes da refeição.

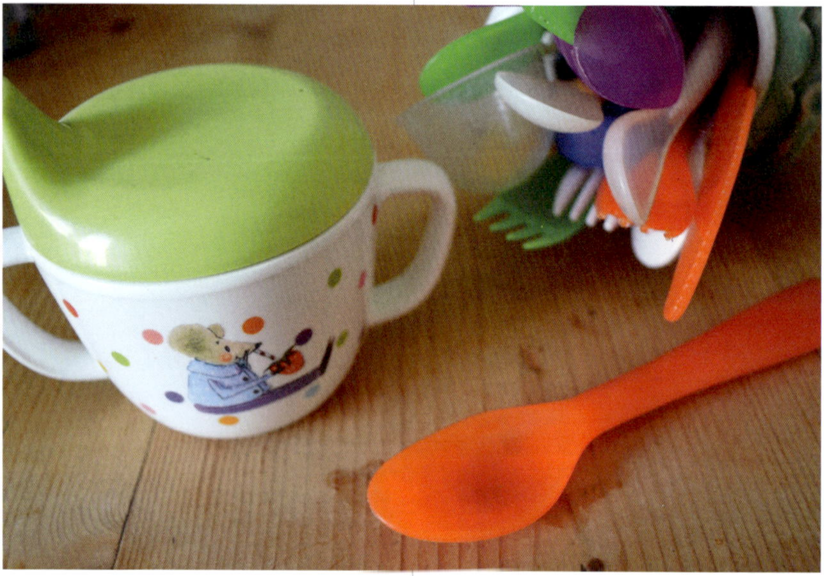

Cólicas de recém-nascidos

Ao nascer, o intestino do bebê é isento de micro-organismos. Mas é rapidamente colonizado por bactérias provenientes de várias fontes, dependendo do parto (normal ou cesariana), e, em seguida, por bactérias contidas nos alimentos. A densidade máxima é atingida ao final de 4 dias. Pode-se então facilmente compreender o aparecimento das cólicas em crianças cujo sistema digestivo ainda é novo.

É bom saber

Misture o conteúdo de uma cápsula de probiótico na mamadeira para ajudar o bebê a produzir uma flora intestinal saudável.

Produto: H

- **H camomila-romana.**
- **H melissa.**

Idade: **a partir de 4 semanas.**
Dosagem e aplicação: **via oral/cutânea.**
Coloque 1 colher de chá de hidrolato de camomila-romana ou de melissa (ou misture as duas) na mamadeira com água e dê ao bebê durante o dia. Para mulheres em aleitamento, borrife o hidrolato de camomila-romana diretamente sobre os mamilos.

Produto: OE

- **OE de camomila-romana.**

Produto: OG

- **OG de amêndoas-doces (ou gergelim).**

Idade: a partir de 3 meses.
Dosagem e aplicação: via cutânea.
Misture 2 gotas de OE de camomila-romana em 1 colher de chá de OG de amêndoas-doces ou gergelim. Massageie delicada e lentamente o ventre no sentido horário.

Constipação

Qualquer que seja a idade, as crianças (assim como os adultos), devem evacuar uma vez ao dia. A constipação crônica (uma evacuação a cada três dias), pode gerar vários problemas: dores de cabeça, irritação, inflamação da mucosa intestinal, problemas cutâneos. Um bebê que é amamentado com leite materno, geralmente não apresenta problemas de constipação. Depois dessa fase, a criança pode vir a apresentar comportamentos favoráveis à constipação: quando começa a brincar, fica absorvida pelos jogos, e acaba ignorando a necessidade do seu corpo de ir ao banheiro. Chamar a criança para ir ao banheiro, pelo menos 3 vezes ao dia, elogiá-la e de forma lúdica mostrar o quanto é bom mandar embora do corpo coisas que precisam sair, é uma boa prática. O uso de laxantes não é aconselhável. Feitos à base de parafina, deixam os intestinos preguiçosos e impedem a absorção dos nutrientes para o corpo.

Produto: OE

- OE de mandarina (ou OE de cardamomo ou OE de camomila-romana).

Produto: OG

- OG à sua escolha.

Idade: a partir de 6 meses.
Dosagem e aplicação: via cutânea.
Misture uma gota de OE de mandarina (ou 1 gota de OE de cardamomo ou OE de camomila-romana), em 1 colher de sopa de OG à sua escolha, e aplique em massagem no ventre, bem lentamente da esquerda para a direita.

Produto: H

- H verbena-limão.
- H manjericão-verdadeiro qt. linalol (ou de cenoura).

Idade: a partir de 3 anos.
Dosagem e aplicação: via oral.
Coloque ½ colher de chá de hidrolato de verbena-limão ou misture com hidrolato de manjericão qt. linalol ou cenoura, em um pouco de água, e dê para a criança até a melhora do problema.

Truques:

Suco de maçã e ameixas secas, em água morna, ajuda a amolecer as fezes e facilita a evacuação.

É bom saber

Se o leite de vaca normalmente provoca constipação, os iogurtes, ao contrário, facilitam um bom trânsito intestinal. Escolha de preferência os enriquecidos com fermentos láticos.

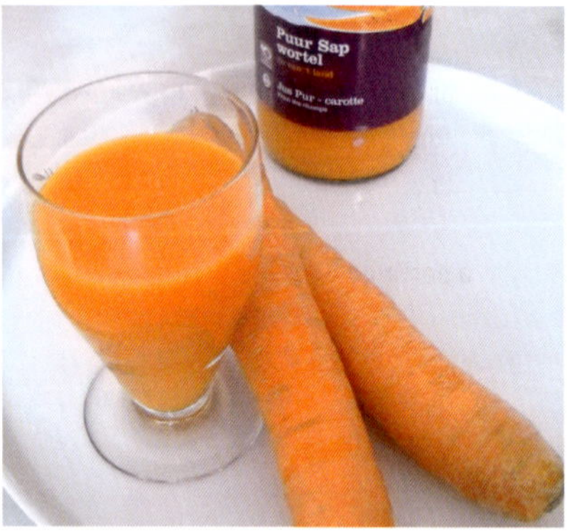

É bom saber

Para estimular os movimentos do intestino dos bem pequeninos, faça movimentos de pedalar com suas perninhas.

Receita de família: **suco de maçã com cenoura (a partir de 3 anos).**

Para um copo de suco:

- **3 cenouras médias;**
- **½ maçã;**
- **0,5 cm de gengibre;**
- **1 colher de chá de hidrolato de cenoura ou verbena-limão**

• Dê para a criança beber o equivalente a ½ ou 1 copo de suco.
• Para os bebês, dilua ½ copo de suco em ¼ de copo de água.

Produto: OE

- **OE de mandarina.**

Idade: **a partir de 10 anos.**
Dosagem e aplicação: **via oral.**
Dissolva bem uma gota de OE de mandarina em ½ colher de chá de óleo de oliva (ou 1 colher de chá de xarope de agave ou de mel) e dê para a criança, antes das 2 principais refeições, até que melhorem os problemas.

É bom saber

O gengibre fresco e a casca da mandarina ao final da refeição são bons laxantes naturais. O gengibre deve ser cortado em tiras e colocado em infusão ou cristalizado em açúcar. As raspas da casca da mandarina podem ser adicionadas em sobremesas, como compota ou iogurte, ou serem oferecidas para mascar em pedaços pequenos de até 2 cm após as refeições. Ambos podem ser dados a crianças de todas as idades, desde que elas gostem!

Receita de família: **ameixa com verbena.**
Para 4 potes:

- **300 g de ameixas (frescas, amarelas) ou ameixas secas;**
- **100 g de água;**
- **30 g de xarope de agave;**
- **2 colheres de sopa de H de verbena-limão;**
- **metade de uma fava de baunilha.**

• Aqueça ligeiramente a água e o xarope de agave com a ½ fava de baunilha, até que comece a ferver.
• Retire esse xarope do fogo e deixe esfriar para depois juntar o hidrolato e então misturar.
• Lave as ameixas, corte ao meio e retire o caroço.
• Jogue o xarope por cima e deixe macerar por 30 minutos (no mínimo) na geladeira. Ofereça à criança em seguida.

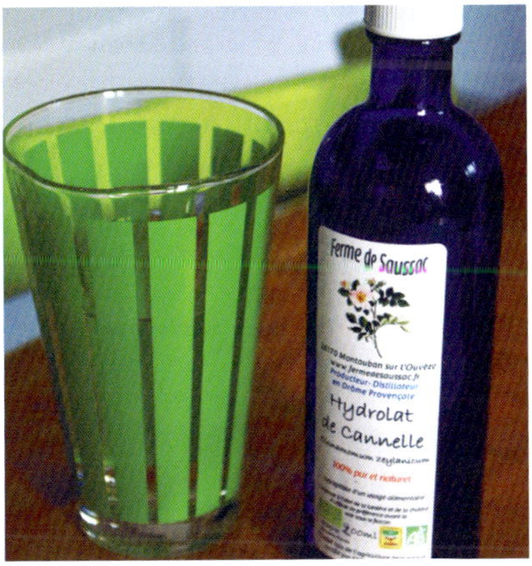

Diarreias

Nos bebês, as diarreias não são infecciosas: elas são apenas uma reação à introdução de um novo alimento ou de um estresse no ambiente. Procure hidratar suficientemente o bebê ou a criança e alimente-o/a com arroz, bananas, marmelo e cenouras. Se os sintomas persistirem após 3 dias, procure um médico homeopata.

É bom saber

Para evitar uma diarreia: as fibras (vegetais, lentilhas, grão-de-bico, alho-poró, ruibarbo, pão integral), produtos lácteos e açúcar.

Dê preferência aos alimentos cozidos ou em sucos. O suco de mirtilo é um poderoso adstringente e antisséptico. A cenoura regula o trânsito intestinal, tanto em diarreias como em constipação. O arroz, o marmelo e a banana tornam o trânsito mais lento.

Produto: H

- **H de flor de laranjeira (ou H de manjericão-verdadeiro qt. linalol ou de camomila--romana).**

Idade: **a partir de 3 meses.**
Dosagem e aplicação: **via oral.**
Coloque ½ colher de chá de um dos hidrolatos citados na mamadeira e administre de 3 a 6 vezes por dia.

Produto: OE

- **OE de petitgrain de laranja-amarga (ou OE de camomila-romana).**
- **OE de cardamomo.**

Produto: OG

- **OG à sua escolha.**

Idade: **a partir de 6 meses.**
Dosagem e aplicação:
via cutânea (massagem).
Misture 2 gotas de OE de petitgrain de laranja-amarga ou de camomila--romana e 2 gotas de OE de cardamomo a 1 colher de chá de OG à sua escolha, e aplique sobre o ventre, no sentido anti-horário e na sola dos pés, 3 vezes ao dia, por 5 dias.

Produto: H

- **H de canela-do-ceilão (cascas).**
- **H de hortelã-pimenta.**

Idade: **a partir de 10 anos.**
Dosagem e aplicação: **via oral.**
Coloque 1 colher de chá de um dos hidrolatos, ou misture os 2, em 1 copo de água, e dê para a criança tomar antes das refeições.

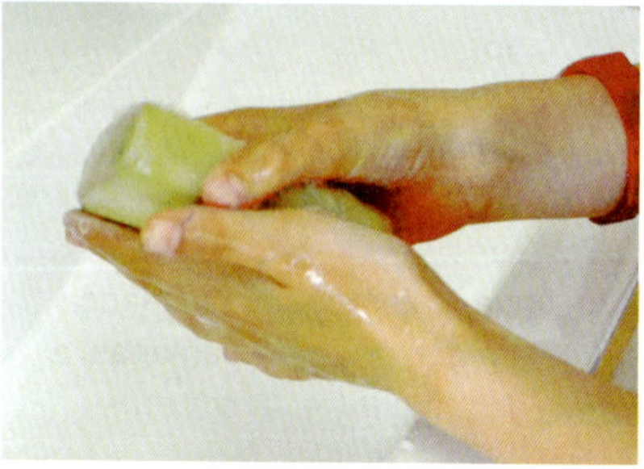

Gastroenterite

A "gastro" se caracteriza entre outras coisas, pelas diarreias de origem viral, acompanhadas de fadiga, vômitos e um pouco de febre. A alimentação da criança adoentada ou da mamãe em aleitamento deve ser adaptada a essa situação (ver *é bom saber* da p. 83). Preste maior atenção à higiene das mãos de toda a família, pois essa doença é altamente transmissível.

Produto: H

- **H tomilho qt. linalol (ou H de manjericão--verdadeiro qt. linalol, ou H de manjerona ou H de tea tree).**

Produto: OE

- **OE de ravintsara (ou OE de saro).**
- **OE de manjericão-verdadeiro qt. linalol.**

Produto: OG

- **OG à sua escolha.**

Idade: **a partir de 3 meses.**
Dosagem e tratamento:
via cutânea (massagem)/oral (H).

• Misture 2 gotas de OE de ravintsara ou OE de saro a 2 gotas de OE de manjericão-verdadeiro qt. linalol em uma colher de chá do óleo graxo que escolher, e aplique no ventre e na sola dos pés, 2 vezes ao dia.

• Coloque ½ colher de chá de um dos hidrolatos citados na mamadeira e administre 3 vezes ao dia, por 5 dias.

Produto: OE

- **OE de cravo-da-índia (botões).**
- **OE de ravintasara.**
- **OE de tomilho qt. linalol (ou tea tree).**

Produto: OG

- **OG à sua escolha.**

Idade: **a partir de 6 anos.**
Dosagem e tratamento: **via cutânea.**
Misture 1 gota de OE de cravo botões, 2 gotas de OE de ravintsara e uma gota de OE de tomilho qt. linalol (ou tea tree) em ½ colher de chá de óleo graxo e aplique sobre o ventre e na sola dos pés.

Produto: H

- **H de canela-do-ceilão (cascas).**
- **H de hortelã-pimenta.**

Idade: **a partir de 10 anos.**
Dosagem e tratamento: **via oral.**
Coloque 1 colher de chá do H de canela-do-ceilão (cascas) ou hortelã--pimenta (se quiser pode misturar os 2) em 1 copo de água e administre 4 vezes ao dia, por 4 dias, além do tratamento abaixo.

Simplificando

Quando a gastroenterite aparece, misture 2 gotas de OE de tomilho qt. linalol (ou cravo--da-índia (botões) ou tea tree) em ½ colher de chá de OG à sua escolha e aplique na sola dos pés e sobre o ventre.

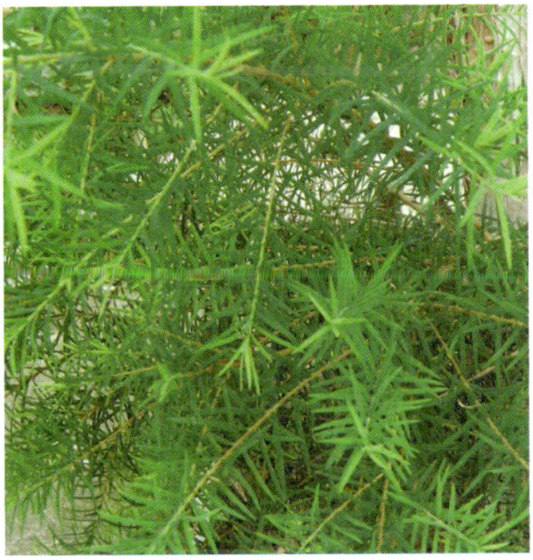

Sapinhos

Os sapinhos, que afetam as crianças de qualquer idade (de alguns meses até 4 anos), manifestam-se com placas brancas (na língua) e vermelhas (na boca e no canto dos lábios) e uma sensação de queimação dentro da boca. É uma micose provocada por uma bactéria (*Candida albicans*) presente naturalmente nos intestinos, que, ao se transformar em levedura, invade todo o tubo digestivo. Esta desordem é o sinal de um sistema imunológico enfraquecido ou uma perturbação da flora intestinal (por ingestão de antibióticos ou excesso de açúcar na dieta). Nessa fase, é importante ingerir uma alimentação rica em legumes, diminuir o consumo de féculas (pães, massas) e suprimir os doces em geral.

Produto: H

- H de louro (ou H de tea tree).

Idade: a partir de 3 meses.

Dosagem e aplicação: via cutânea (vaporização)/oral.

• Misture 1 colher de chá de H de louro em ½ copo de água e borrife no interior da boca várias vezes ao dia para aliviar a sensação de queimação.

• Coloque 1 colher de chá de H de louro (ou H de tea tree) na mamadeira com água e ofereça para a criança durante o dia, por 2 a 3 semanas, a fim de limpar o tubo digestivo.

Produto: H

- H louro (ou tea tree).

Idade: a partir de 3 anos.

Dosagem e aplicação:

via cutânea (vaporização).

Borrife no interior da boca o H de louro ou tea tree várias vezes ao dia.

Parasitas intestinais

Oxiurus são facilmente contraídos em caixas de areia. Os ovos se alojam nas unhas das crianças que são contaminadas ao levar seus dedos à boca, infectando toda a família pelas roupas de cama e banho e brinquedos. A proliferação dos ovos se dá a cada mudança de lua. Os sintomas? Sono difícil, coceira anal, irritação da vulva, presença de pequenos vermes brancos ao redor do anus, comportamento irritadiço.

As lombrigas se desenvolvem em águas e mãos sujas. Se os sintomas não forem percebidos logo de início, esses parasitas podem causar obstrução intestinal ou apendicite. Não há contaminação pelo contato com outros membros da família.

A tenia entra no organismo pela ingestão de suas larvas existentes na carne de boi ou de porco. Um remédio muito eficaz, consiste na ingestão de uma colher de sopa de sementes

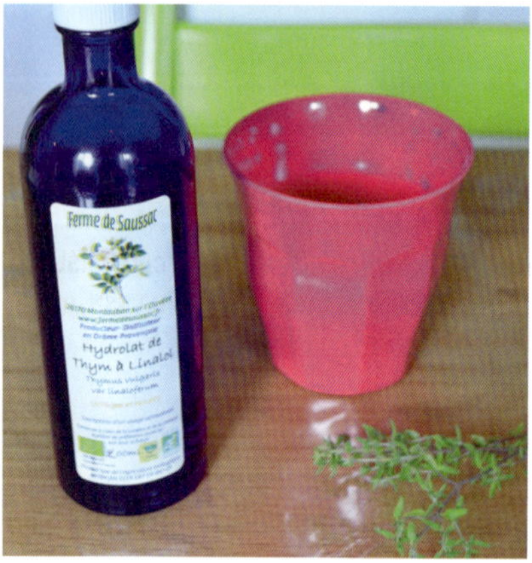

de abóbora ou de óleo de abóbora, diariamente, até a completa expulsão da tenia. Como prevenção: sempre lave as mãos cuidadosamente e mantenha as unhas curtas.

Produto: H

- H de tomilho qt. linalol.
- H de camomila-romana.

Produto: OE

- OE de camomila-romana.
- OE de tomilho qt. linalol.
- OE de tea tree.

Produto: OG

- OG de calêndula.

Idade: a partir de 3 anos.

Dosagem e aplicação:

via retal (supositório)/via oral.

• Administre 1 supositório (ver a composição abaixo), pela manhã e à noite, durante 3 dias, nas fases de lua cheia e lua nova. Repetir nos próximos 2 meses.

• Misture os hidrolatos citados acima, em partes iguais, em um frasco esterilizado de 100 mL. E administre 1 colher de chá pela manhã e à noite, durante 5 dias, a cada mudança de lua, ou 2 vezes por mês. Repita por 2 a 3 meses.

Supositórios (manipular em farmácia):

- 10 mg de OE de camomila-romana (*Chamaemelum nobile*) ;
- 20 mg de OE de tomilho qt. linalol (*Thymus officinalis*) ;
- 30 mg de OE de tea tree (*Melaleuca alternifolia*);
- 20 mg de OG de calêndula;
- excipiente para 1 supositório de 1 g (x 20).

Idade: a partir de 10 anos.

Dosagem e aplicação: via oral.

Mesmos produtos e tratamento descritos acima. Podemos acrescentar hidrolatos, como o H de segurelha. Nos casos mais graves, podemos fazer esse tratamento por 40 dias.

Atenção

Se as náuseas e vômitos são devidos ao mal-estar de viagens (p. 120), por inquietude, podemos utilizar os hidrolatos e os óleos essenciais. No entanto, se os vômitos forem acompanhados de diarreias, febre, náuseas que aumentam, ou se a condição geral da criança ou do bebê está se deteriorando, consulte imediatamente o médico.

Respiração

Os problemas respiratórios são comuns em crianças. Para preveni-los, tenha como hábito a difusão dos óleos essenciais de eucalipto-radiata, limão-siciliano e saro pela casa, pois eles protegerão toda a família dos desagradáveis episódios de resfriados, bronquites, amigdalites, faringites, entre outras.

Bronquite

Para os bebês de 0 a 3 meses. Quando os brônquios estão envolvidos, é imperativo ter um diagnóstico médico: ele trará mais segurança no sentido de qual procedimento deverá ser seguido em termos de aromaterapia.

Produto: OE

- OE de limão-siciliano (ou OE de eucalipto-radiata ou OE de pinheiro-silvestre)
- OE de cardamomo (ou H de murta).

Produto: OG

- OG à sua escolha.

Idade: **a partir de 3 meses**

Dosagem e aplicação:

via inalatória (difusão)/cutânea

- Coloque em difusor OE de limão-siciliano (ou OE de euclipto-radiata ou OE de pinheiro-silvestre) por pelo menos 15 minutos, 3 vezes ao dia. A criança pode ficar no recinto, já que ele também estará convenientemente umidificado.
- Misture 1 gota de OE de cardamomo (ou murta) em 1 colher de OG à sua escolha e aplique nas costas e no tórax, 2 vezes ao dia, por 4 a 5 dias.

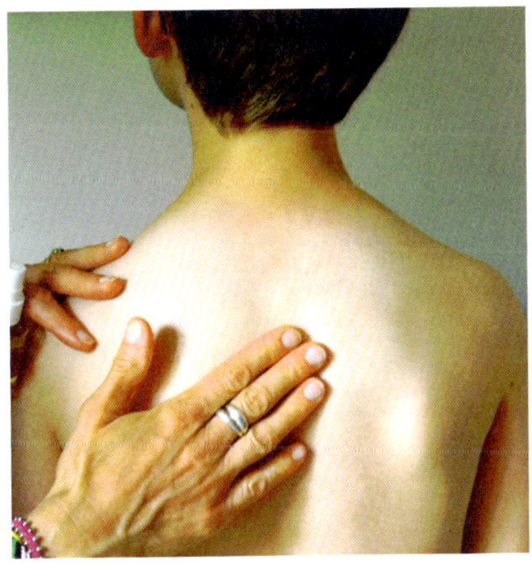

Produto: OE

- OE de limão-siciliano (ou OE de eucalipto-radiata ou OE do pinheiro-silvestre).
- OE de tomilho qt. linalol (ou OE de louro).
- OE de eucalipto-radiata (ou OE de cardamomo ou OE de tea tree).

Produto: OG

- OG de amêndoas-doces (ou OG de semente de damasco).

Produto: H

- H de tomilho qt. linalol.
- H de pinheiro-silvestre (ou H de murta).
- H de eucalipto-radiata.

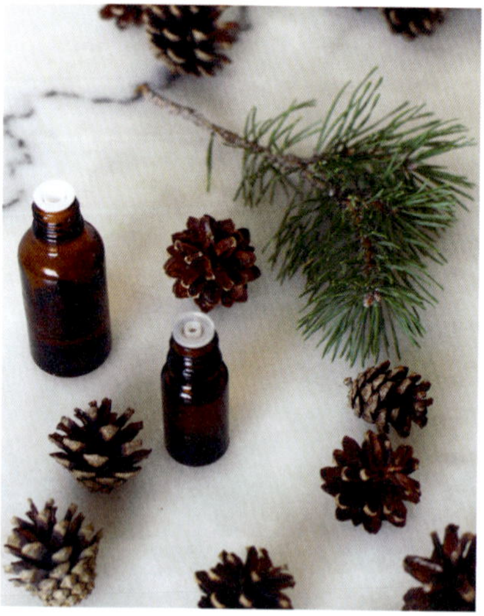

Idade: **a partir de 3 anos.**

Dosagem e aplicação: **via inalatória (difusão)/ cutânea/oral.**

- Para difusão, ver página anterior.
- Misture 1 gota de OE tomilho qt. linalol (ou OE de louro), 1 gota de OE eucalipto-radiata (ou OE de cardamomo) com 1 colher de chá de OG de amêndoas-doces (ou OG de semente de damasco) e aplique sobre a parte superior das costas e no peito, 3 a 4 vezes ao dia, durante 10 dias.
- Coloque 1 colher de chá de H de tomilho qt. linalol, 1 colher de chá de H de pinheiro-silvestre (ou H de murta) e 1 colher de chá de H de eucalipto-radiata em um copo de água e administre 3 vezes ao dia, até a melhora da criança.

Truques:

Pode-se utilizar um único hidrolato, à sua escolha.

Produto: OE

- **OE de limão-siciliano (ou OE eucalipto-radiata ou OE pinheiro-silvestre).**
- **OE de tomilho qt. linalol (ou OE de louro).**
- **OE de eucalipto-radiata (ou OE de cadamomo).**
- **OE de murta.**

Produto: OG

- **OG de amêndoas-doces (ou OG de sementes de damasco).**

Idade: **a partir de 7 anos.**

Dosagem e aplicação:

via inalatória (difusão, inalação)/cutânea.

- Para a difusão, ver página anterior.
- Para via cutânea, ver sessão anterior.
- Coloque 2 gotas de OE de murta e OE de eucalipto-radiata em uma tigela de água fervente. Cubra a cabeça da criança com uma toalha e incline-a sobre a bacia, lembrando que os olhos devem permancer firmemente fechados. Fique com a criança, durante o tempo da inalação.

É bom saber

Os leites de vaca são particularmente ricos em gorduras saturadas, responsáveis pela criação de muco e catarro. O excesso de cereais refinados (pães, massas) favorecem igualmente o congestionamento das vias respiratórias. Durante os períodos de resfriados e bronquites, dê preferência a uma alimentação rica em legumes e frutas e reduza cereais e laticínios a fim de aliviar o sistema respiratório e acelerar a recuperação.

Bronquiolite

Apesar dos sintomas impressionantes, bronquiolite é uma doença benigna que afeta os pequenos com menos de 2 anos. No entanto, requer atenção, especialmente para as crianças com menos de 3 meses. É caracterizada por um resfriado de origem viral acompanhado por uma ligeira febre, evoluindo para tosse seca e causando dificuldade respiratória. Atenção: o resfriado de outros membros da familia pode ser a causa de bronquiolite em lactentes.

Produto: OE

- **OE de saro (ou OE de ravintsara ou OE de eucalipto-radiata).**
- **OE de ênula-doce.**
- **OE de ravintsara (ou OE de saro ou OE de ho wood).**
- **OE de hissopo-decumbens.**

Produto: OG

- **OG de amêndoas-doces.**

Idade: **a partir de 3 meses.**

Dosagem e aplicação:

via inalatória (difusão)/cutânea.

• Para difusão: OE de saro (ou OE de ravintsara ou OE de eucalipto-radiata).

• Para massagem: coloque em um frasco apropriado, 5 gotas de OE de ênula-doce, 10 gotas de OE de ravintsara (ou OE de saro ou OE de ho wood) e 10 gotas de OE de hissopo-decumbens e adicione 10 mL de OG de amêndoas-doces. Agite bem e coloque um rótulo. Aplique 5 gotas dessa mistura sobre o tórax, 5 vezes por dia, até que a infecção desapareça.

Simplificando

Coloque 1 gota de OE de ênula-doce (ou OE de hissopo-decumbens) em ½ colher de chá de OG e aplique diretamente sobre o tórax.

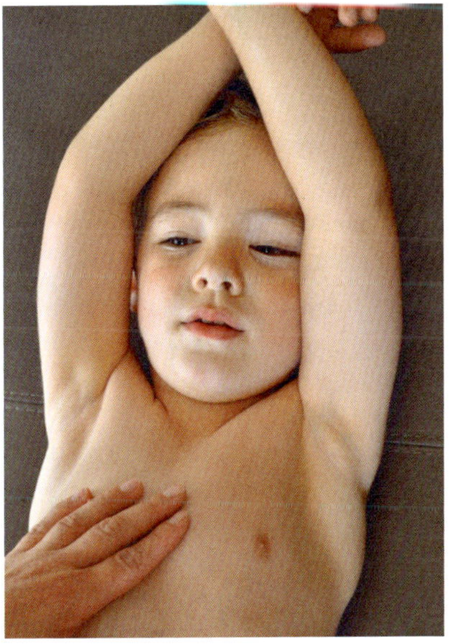

Produto: OE

- **OE de saro (ou OE de ravintsara ou OE de pinheiro-silvestre).**
- **OE de ênula-doce.**
- **OE de ravintsara (ou OE de saro ou OE de ho wood).**
- **OE de hissopo-decumbens.**
- **OE de ho wood.**

É bom saber

O óleo essencial de ênula-doce é particularmente mais recomendado para a bronquiolite em lactentes.

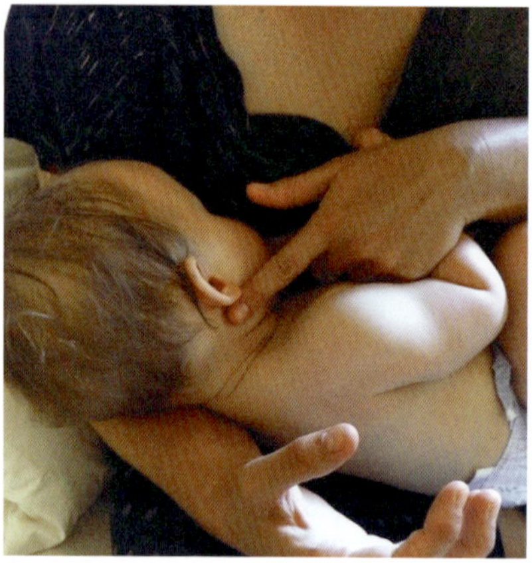

Produto: OG

- OG amêndoas-doces.
- OG calêndula.

Idade: a partir dc 1 ano.

Dosagem e aplicação: via inaltória (difusão)/ cutânea/retal (supositórios).

- Para difusão: OE de saro (ou OE de ravintsara ou OE de pinheiro-silvestre).
- Por via cutânea (p. 89).
- Administre 1 supositório (ver composição abaixo), pela manhã e à noite, por 5 dias.

Supositórios (manipular em farmácia):

- 20 mg de OE de hissopo-decumbens (*Hyssopus decumbens*);
- 10 mg de OE de ênula-doce (*Inula odorata*);
- 5 mg de OE de ravintsara qt. cineol (*Cinnamomum camphora*) ou OE de saro (*Cinnamosma fragans*);
- 5 mg de OE de ho wood qt. linalol (*Cinnamomum camphora*);
- 20 mg de OG de calêndulala;
- excipiente para 1 supositório de 1 g (x10).

Otite

A criança está mal-humorada, coça o ouvido, tem febre? É uma otite. A otite é muito dolorida e por vezes apresenta purgação e a perda de audição (otite média e aguda), ou é sem dor, mas com a impressão de que a orelha foi mordida (otite serosa): em ambos os casos, os óleos essenciais são aplicados na cabeça, em volta do ouvido e nunca dentro. Se a dor persistir – ou se for em bebês – consultar um médico homeopata.

Produto: OE

- OE de camomila-romana.
- OE de ho wood (ou OE de tea tree).

Produto: OG

- OG de gergelim (ou OG de amêndoas-doces).

Idade: a partir de 3 meses.

Dosagem e aplicação: via cutânea.

Coloque em um frasco apropriado 1 gota de OE de camomila-romana, 1 gota de OE de ho wood (ou OE de tea tree) e 1 colher de OG de gergelim ou amêndoas-doces. Agite e identifique o frasco. Aplique em torno da orelha, atrás do pavilhão auditivo, ao nível do crânio, 3 a 4 vezes por dia enquanto espera pela consulta com o médico homeopata.

Produto: OE

- OE de tea tree (ou OE de ho wood).
- OE de saro (ou OE de ravintsara).
- OE de eucalipto-radiata.

Produto: OG

- OG à sua escolha.

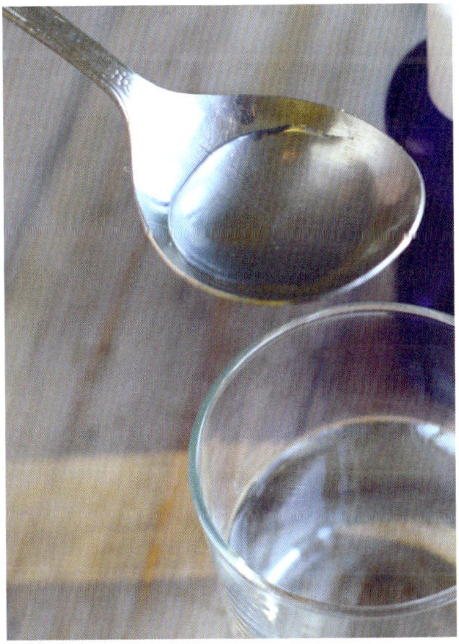

Idade: a partir de 2 anos.

Dosagem e aplicação: **via cutânea.**

Coloque em um frasco 2 gotas de OE tea tree (ou OE de ho wood), 1 gota de OE saro (ou OE de ravintsara), 1 gota de OE eucalipto-radiata e 1 colher de chá do OG escolhido. Aplique em torno da orelha, atrás do pavilhão auditivo ao nível do crânio, 3 a 4 vezes ao dia, por 3 a 5 dias.

Produto: H

- **H tomilho qt. linalol (ou H louro ou H eucalipto-radiata).**

Simplificando

Coloque 1 gota de OE de tea tree ou OE de eucalipto-radiata em um pouco de OG e aplique atrás de cada orelha, 3 vezes ao dia.

Idade: **a partir de 3 anos (como prevenção).**

Dosagem e aplicação: **via oral.**

Coloque 1 colher de chá de H de tomilho qt. linalol (ou de H louro ou H de eucalipto-radiata) em um copo de água e administre 2 vezes ao dia, pela manhã e à noite, durante 40 dias.

Rinofaringite

A rinofaringite é um resfriado de origem viral, caracterizado pela coriza, dor de garganta, um pouco de febre e, por fim, uma tosse seca. É importante lavar o nariz das crianças com soro fisiológico e fazê-las assoá-lo regularmente, mesmo que o sistema imunológico da criança tenha se adaptado ao contato dos germes e dos vírus.

Produto: OE

- **OE de limão-siciliano.**
- **OE de ho wood.**
- **OE de eucalipto-radiata.**

Produto: OG

- **OG à sua escolha.**

Idade: **a partir de 3 meses.**

Dosagem e aplicação:

via inalatória (difusão)/cutânea (massagem)

• Para difusão: utilizar o óleo de limão-siciliano.

• Coloque em um frasco 1 gota de OE ho wood, 1 gota de OE eucalipto-radiata e 1 colher de chá do OG escolhido. Misture bem e identifique o frasco. Faça massagem na parte superior do corpo (frente e costas), desde a bacia, e na planta dos pés, até a melhora dos sintomas.

Produto: OE

- **OE de saro (ou OE de ravintsara).**
- **OE de lavanda.**

Produto: OG

- **OG de calêndula (ou amêndoas-doces ou outro à sua escolha).**

Idade: **a partir de 6 meses (como prevenção).**
Dosagem e aplicação: **via cutânea (massagem).**
Coloque em um frasco 4 gotas de OE de saro (ou OE de ravintsara), e 4 gotas de OE de lavanda-verdadeira e 10 mL de OG de calêndula (OG de amêndoas-doces ou outro). Misture bem e identifique o frasco. Aplique algumas gotas e massageie o tórax 3 vezes por dia, durante 7 dias.

Produto: OE

- **OE de limão-siciliano.**
- **OE de tea tree.**
- **OE de eucalipto-radiata.**
- **OE de ho wood.**
- **OE de tomilho qt. linalol (ou OE de tea tree ou OE de saro).**

Produto: OG

- **OG de amêndoas-doces (ou OG de avelã ou OG de macadâmia ou OG de gergelim).**

Produto: H

- **H de eucalipto-radiata.**
- **H de tomilho qt. linalol.**

É bom saber

As lavagens nasais com soro fisiológico permitem prevenir as infecções e melhoram o entupimento do nariz.

Idade: **a partir de 3 anos**
Dosagem e aplicação: **via inalatória (difusão)/ cutânea (massagem)/oral (H).**

• Para difusão: utilize uma mistura de OE de limão-siciliano, OE de tea tree e OE de eucalipto-radiata.

• Para massagem: coloque em um frasco 2 gotas de OE de ho wood, 2 gotas de OE de tomilho qt. linalol (ou OE de tea tree ou OE de saro) e 1 colher de chá de OG de amêndoas-doces (ou avelãs, macadâmia ou gergelim). Misture bem e identifique o frasco. Aplique algumas gotas e massageie a planta dos pés e a parte superior do corpo (frente e costas), desde o ventre e a bacia, de 3 a 5 vezes ao dia.

• Para ingestão: misture uma mesma quantidade de H de eucalipto-radiata e H de tomilho qt. linalol. Administre 1 colher de chá desta mistura em um copo de água, 3 vezes ao dia.

Produto: OE

- **OE de limão-siciliano.**
- **OE de tea tree.**
- **OE de eucalipto-radiata.**
- **OE de ho wood.**
- **OE de saro.**
- **OE de tomilho qt. linalol.**

Simplificando

Na prevenção de repetidas crises de resfriados e variadas *rinos* para crianças a partir de 4 anos: 1 gota de OE de ho wood (ou saro) em $\frac{1}{4}$ de colher de chá do OG escolhido, aplicado na sola dos pés todas as manhãs, por 10 dias ao mês.

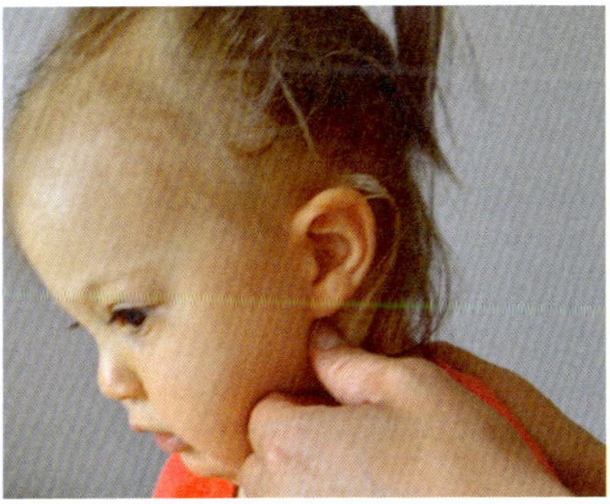

Produto: OG

- OG à sua escolha.

Produto: H

- H de eucalipto-radiata.
- H de tomilho qt. linalol.

Idade: a partir de 6 anos.

Dosagem e aplicação:

via inalatória (difusão)/cutânea.

• Para a difusão, conforme explicação anterior.

• Para massagem: coloque em um frasco 2 gotas de OE de ho wood, 2 gotas de OE de eucalipto-radiata, 2 gotas de OE de saro, 2 gotas de OE de tomilho qt. linalol (ou OE de tea tree) e o OG escolhido. Misture bem e identifique o frasco. Aplique algumas gotas e massageie pescoço, testa e pulsos, 3 vezes ao dia, durante 5 dias.

• Cuide para que o remédio seja administrado de 3 a 5 vezes ao dia.

É bom saber

Se você não tiver todos os OEs, pode selecionar 2 ou 3 entre aqueles que foram citados, usando no máximo 6 gotas de óleos essenciais na mistura.

Tosse

Produto: OE

- OE de limão-siciliano.
- OE de cardamomo.
- OE de eucalipto-radiata.
- OE de hissopo-decumbens.
- OE de ravintsara.
- OE de tomilho qt. linalol.

Produto: OG

- OG à sua escolha.
- OG de calêndula.

Idade: a partir de 3 meses.

Dosagem e aplicação: via inalatória (difusão)/cutânea/retal (supositório).

• Para difusão: utilize o OE de limão-siciliano.

• Para massagem leve: misture 1 gota de OE de cardamomo e 1 gota de OE de eucalipto-radiata em 2 colheres de chá do OG escolhido e aplique na parte superior do corpo (frente e costas), desde o ventre e a bacia.

• Administre 1 supositório (veja composição abaixo), 3 vezes por dia durante 2 dias, e depois 1 supositório pela manhã e outro à noite, por 3 dias.

Supositórios (manipular em farmácia):

- 10 mg de OE de hissopo-decumbens (*Hyssopus decumbens*);
- 10 mg de OE de ravintsara qt. cineol (*Cinnamomum camphora ct cineol*);
- 10 mg de OE de tomilho qt. linalol (*Thymus vulgaris ct linalol*);
- 10 mg de OE de eucalipto-radiata (*Eucalyptus radiata*);
- 20 mg de OG de calêndula;
- excipiente para 1 supositório de 1 g (x10).

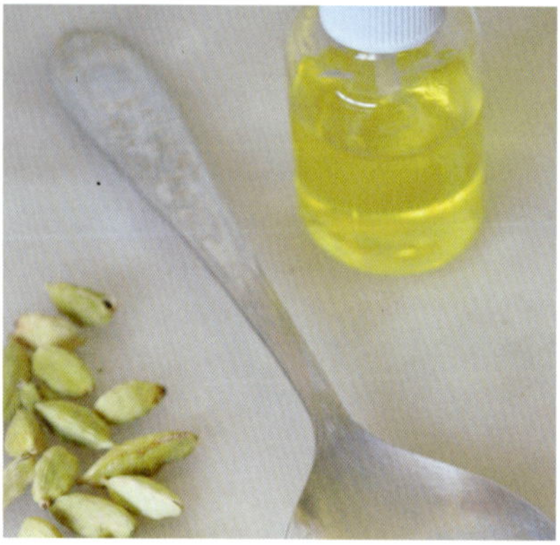

Produto: OE

- OE de eucalipto-radiata.
- OE de limão-siciliano.
- OE de murta.
- OE de hissopo-decumbens.
- OE de ênula-doce.
- OE de cardamomo.

Produto: OG

OG à sua escolha.

Idade: a partir de 3 anos.
Dosagem e aplicação:
via inalatória (difusão)/cutânea.

• Para difusão: utilize uma mistura de OE de eucalipto-radiata, OE de limão-siciliano e OE de murta.

• Para massagem leve: coloque em um frasco 2 gotas de OE de hissopo-decumbens, 1 gota de OE de ênula-doce, 2 gotas de OE de cardamomo e em seguida 1 colher de chá do OG escolhido. Misture bem e identifique o frasco. Aplique algumas gotas e massageie o tórax e a parte superior das costas 3 vezes ao dia, por 7 dias.

Produto: OE

- OE de cardamomo.

Produto: OG

- OG à sua escolha.

Idade: a partir de 10 anos.
Dosagem e aplicação: via oral.
Misture bem 1 gota de OE de cardamomo com ½ colher do OG escolhido (ou de mel de tomilho ou de xarope de agave). O cardamomo tem um sabor delicioso! Ofereça 1 copo de água em seguida.

Tosse seca

Produto: OE

- OE de eucalipto-radiata.
- OE de saro.
- OE de limão-siciliano.
- OE de ho wood.
- OE de tomilho qt. linalol (ou OE louro).

Produto: OG

- OG à sua escolha.

Produto: H

- H de tomilho qt. linalol (ou H de louro).

Idade: a partir de 3 anos.
Dosagem e aplicação:
via inalatória (difusão)/cutânea/oral.

• Para a difusão: utilize uma mistura de OE de eucalipto-radiata, OE de saro e OE de limão-siciliano.

• Para massagem leve: coloque em um frasco de 10 mL, 2 gotas de OE de ho wood, 1 gota OE de tomilho qt. linalol (ou OE de louro) e o óleo graxo escolhido. Misture bem e rotule o frasco. Aplique algumas gotas dessa mistura sobre a garganta 4 vezes ao dia, até melhora dos sintomas.

• Para ingestão: coloque 1 colher de chá de H de tomilho qt. linalol (ou H de louro) em um copo de água e administre 3 vezes ao dia, até melhoria dos sintomas.

Idade: **a partir de 6 anos.**

Dosagem e aplicação:

via cutânea (difusão, inalação).

• Dobre as quantidades de óleos essenciais das misturas citadas acima e aplique até a melhoria dos sintomas.

• Ou ainda: coloque 1 gota de OE de eucalipto-radiata e 1 gota de OE de saro (ou OE de tomilho qt. linalol) em uma tigela de água fervente. Cobrir a cabeça da criança com uma toalha e incliná-la sobre a tigela cuidando para que fique de olhos fechados. Permaneça próximo a ela durante o tempo da inalação.

Produto: OE

- **OE de ho wood (ou OE de tomilho qt. linalol).**

Produto: OG

- **OG à sua escolha.**

Idade: **a partir de 8 anos.**

É bom saber

O leite de vaca, rico em gorduras saturadas aumenta a produção de mucos. Durante o resfriado, evite qualquer tipo de laticínio e prefira os leites vegetais; aveia, castanha, arroz, exceto a soja. Em geral, dê preferência aos iogurtes e queijos de ovelhas e cabras.

Atenção

A tosse da coqueluche que é acompanhada de espasmos, dores, tosse, necessita de consulta médica, pois ela pode provocar parada respiratória.

Dosagem e aplicação: **via cutânea (massagem).** Misture 1 gota de OE de ho wood (ou OE de tomilho qt. linalol) a 1 gota do OG escolhido e aplique no pescoço e na garganta. Massageie 2 a 3 vezes por dia, durante 5 dias.

Remédio de família: **xarope para tosse seca.**

Para um frasco de 200 mL

- **50 g de açúcar;**
- **50 mL de hidrolatos (H de tomilho qt. linalol, H de eucalipto-radiata, H de lavanda-verdadeira em partes iguais);**
- **3 gotas OE de tomilho qt. linalol, 3 gotas OE de eucalipto-radiata, 3 gotas de OE de limão-siciliano.**

• Misture em uma panela o açúcar e os hidrolatos e esquente até os primeiros sinais de ebulição.

• Retire do fogo e deixe esfriar.

• Adicione então os óleos essenciais. Mexa bem. Despeje em um frasco. Rotule.

O OE de tomilho qt. linalol pode ser substituído pelo OE de louro ou de ho wood.

Simplificando

Dor de garganta? Coloque 2 gotas de OE de ho wood em ½ colher de chá de OG à sua escolha. Aplique essa mistura em massagem sobre a garganta. Repita essa operação de 3 a 4 vezes durante o dia. A dor de garganta desaparecerá à noite.

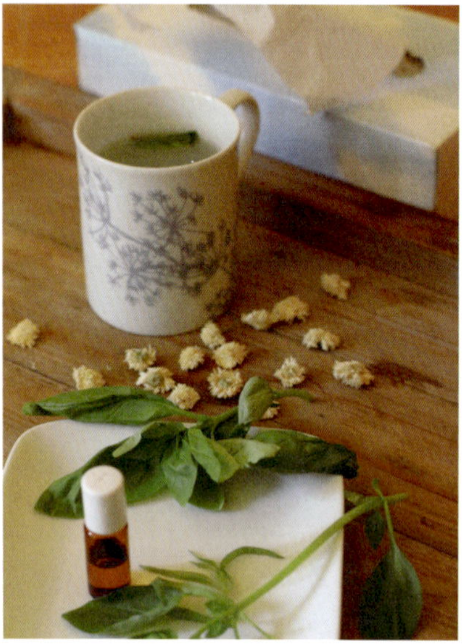

Rinite alérgica sazonal

A rinite alérgica sazonal marca a chegada da primavera e do pólen. O ideal é preparar o sistema imunológico para não ser tomado de surpresa e perder essa fase tão bonita do ano.

Os hidrolatos de camomila-alemã e de manjericão-verdadeiro qt. linalol são muito eficazes. Podemos associá-los ao óleo de cominho-preto (que bloqueia a produção de histaminas e modula as reações imunológicas), utilizando 1 colher de café por dia (ou 3 vezes ao dia em casos de crise).

Produto: H

- **H de camomila-alemã.**
- **H de manjericão-verdadeiro qt. linalol.**

Idade: **a partir de 3 anos.**

Dosagem e aplicação: **via oral.**

Dilua 1 colher de café de H de camomila-alemã (ou ½ colher de café de H de camomila-alemã e ½ colher de café de H de manjericão-verdadeiro qt. linalol) em um frasco com água e administre 3 vezes ao dia, por 40 dias, se possível a partir do início do processo alérgico.

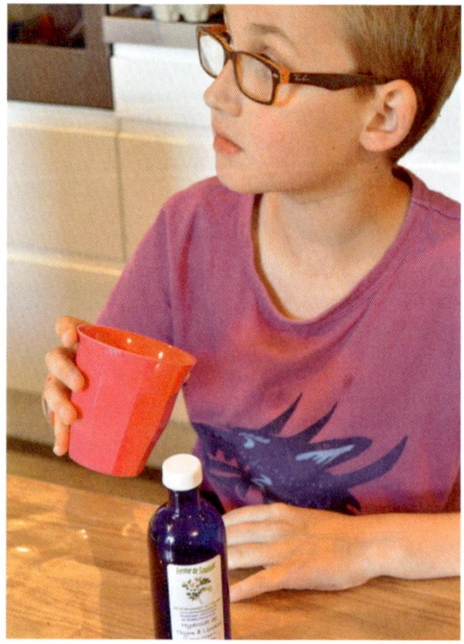

Remédio de família: **borrifador nasal (a partir de 3 anos).**

Para um borrifador nasal em um frasco de 10 mL

- **1 ampola de água do mar purificada (solução);**
- **5 mL de H manjericão-verdadeiro qt. linalol;**

• Encha o frasco do borrifador até a metade com a água do mar e complete com o hidrolato. Agite bem.

• Lave o nariz 2 vezes por dia, até que os sintomas desapareçam.

Remédio de família: **mistura da colmeia para imunidade (a partir de 10 anos).**

- **500 g de mel;**
- **250 g de pólen;**
- **10 g de geleia real;**

Aprofundando

Sobre imunidade

O sistema imunológico se forma até os 7 anos. A convivência com os amiguinhos da creche, da escola, do jardim da infância, expõe a criança ao contato com mais de 200 germes, que provavelmente são a causa das rinofaringites e dos resfriados. A melhor maneira de evitar que ela fique doente é fortalecendo o seu sistema imunológico a fim de prevenir os males de inverno, por uma bateria de tratamentos naturais:

- mel de tomilho ou de alecrim, por absorverem as propriedades da planta, cicatrizam as gargantas irritadas;
- o pólen, polvilhado no iogurte ou sobre as frutas, dissolvido em um pouco de água ou suco, e enriquecido eventualmente com hidrolado de tomilho qt. linalol ou de louro;
- lavagens do nariz com soro fisiológico;
- difusão de óleos essenciais antissépticos (limão-siciliano, eucalipto-radiata);
- alimentação de frutas e legumes, ricos em vitaminas e minerais;
- sobremesas a base de açúcar mascavo, e não de açúcar branco que enfraquece a imunidade;
- boas noites de sono;
- terapia de hidrolato de tomilho qt. linalol ou louro por 40 dias (1 colher de café em um copo de água, 2 a 3 vezes por dia);
- terapia de probióticos em outubro [outono na França] (a imunidade começa nos intestinos, e também evitará as gastroenterites);
- verificação da taxa de vitamina D (que é encontrada no fígado de bacalhau e nos cogumelos), combinando períodos de exposição ao sol durante o inverno, se possível.

- **30 mL de extrato líquido de própolis;**
- **10 gotas de OE eucalipto-radiata (ou OE tomilho qt. linalol ou ravintasara ou saro);**

• Misture todos os ingredientes.
• Consuma 1 colher de sopa por dia, puro ou diluído em uma xícara de chá de ervas. Adultos podem dobrar a dose recomendada.

Óleo para imunidade
(entre 3 meses e 2 anos)

Para 1 frasco de 10 mL.

- **1 gota de OE ravintsara;**
- **1 gota de OE ho wood (ou OE cisto);**
- **OG à sua escolha.**

• Coloque os óleos essenciais no frasco e adicione o óleo graxo. Misture e rotule o frasco.
• Aplique 7 gotas dessa mistura, 3 vezes ao dia, no tórax e na sola dos pés, por 7 dias.
De 2 a 6 anos, pode-se dobrar a receita.

Pele

Crostas lácteas (ou dermatite seborreica)

As crostas lácteas são muito frequentes entre os recém-nascidos, até os 8 meses. Costumam aparecer por volta dos 3 meses, não são graves e se parecem como caspa. Elas formam manchas vermelhas no crânio do bebê e são cobertas com flocos de gordura amarelada e pele morta que se desgrudam com o atrito. Elas não causam coceira, mas podem ser infectadas se você tentar removê-las.

Produto: H

- **H de lavanda-verdadeira (ou H de gerânio-rosa).**

Produto: OG

- **OG de calêndula (ou OG de oliva).**
- **OG de amêndoas-doces.**

Produto: OE

- **OE de ho wood.**

Idade: **a partir de 3 meses.**
Dosagem e aplicação: **via cutânea.**
Lave regularmente os cabelos do bebê com um xampu para recém-nascidos e borrife hidrolato de lavanda-verdadeira (ou de gerânio-rosa) várias vezes ao dia. Em seguida, aplique o óleo de calêndula ou de oliva (ou linimento óleo-calcáreo – óleo medicinal composto de azeite e hidróxido de cálcio) e deixe agir (por toda a noite, se possível).

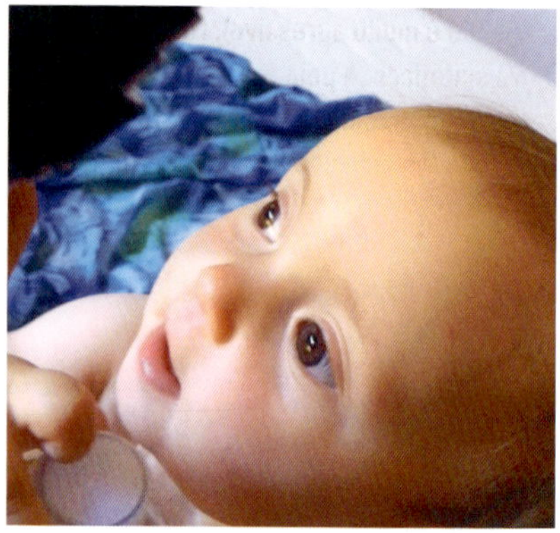

Escove então os cabelos para remover as escamas e o óleo. Para evitar infecções e inflamações, despeje sobre a parte superior da cabeça 3 gotas de OE de ho wood diluído em 1 colher de chá de OG de amêndoas-doces (OG de calêndula). Massageie delicadamente o couro cabeludo de 2 a 3 vezes por dia e complete com uma lavagem no início ou no final do dia. Repita esse procedimento a cada 2 ou 3 dias.

Produto: OE

- **OE de lavanda-verdadeira (ou OE de ho wood).**
- **OE de gerânio-rosa.**

Idade: **a partir de 6 meses.**
Dosagem e aplicação: **via cutânea.**
Coloque em um frasco 10 gotas de OE de lavanda-verdadeira (ou de ho wood), 10 gotas OE de gerânio-rosa e 100 mL de xampu orgânico neutro (ou outra base neutra).

Eczema seco

As causas do eczema seco são várias: intolerância alimentar (ao leite, ao glúten), alergia de contato a produtos de lavagem de roupa ou de produtos de higiene diária (laurilsulfato de sódio é muito agressivo), roupas ou materiais sintéticos. A pele e o sistema nervoso estão intimamente ligados, o estresse ou as dificuldades emocionais podem desencadear ou mesmo perpetuar o problema.

Produto: H
- H de cenoura.
- H de lavanda-verdadeira.

Produto: OG
- OG de calêndula.

Idade: a partir de 3 meses.
Dosagem e aplicação:
via cutânea (compressa).
Coloque em um frasco H de cenoura e H de lavanda-verdadeira em partes iguais. Misture e rotule o vidro. Aplique localmente com o auxílio de uma compressa. Hidrate com OG de calêndula.

Produto: OE
- OE de lavanda-verdadeira.
- OE de camomila-romana.

Produto: OG
- OG de cominho-preto.
- OG de calêndula (ou OG de gérmen de trigo).

Idade: a partir de 6 meses.
Dosagem e aplicação: via cutânea.
Coloque em um vidro 2 gotas de OE de lavanda-verdadeira (facultativo), 2 gotas de OE de camomila-romana (facultativo), 1 colher de chá de OG de cominho-preto e 1 colher de chá de OG de calêndula ou gérmen de trigo. Misture bem e rotule o frasco. Aplique localmente pela manhã e à noite.

Atenção
No rosto, aplique apenas os OG de cominho-preto e de calêndula que atuam maravilhosamente bem sozinhos.

Produto: OE
- OE de lavanda-verdadeira (ou gerânio-rosa).
- OE de ho wood.

Produto: OG
- OG de tamanu.
- OG de gérmen de trigo.

Produto: H
- H de cenoura.
- H de lavanda-verdadeira.

Idade: a partir de 3 anos.
Dosagem e aplicação: via cutânea.
- Coloque em um frasco 1 gota OE de lavanda-verdadeira (ou de gerânio-rosa), 1 gota de OE de ho wood, 1 colher de chá de OG de gérmen de trigo e 1 colher de chá de OG de tamanu. Misture e rotule o frasco. Aplique localmente pela manhã e à noite, por 20 dias.

Simplificando

Para aliviar rapidamente as coceiras, dilua 1 gota de OE lavanda-verdadeira em 1 colher de chá de OG calêndula e aplique no local, sobre as zonas irritadas. O OG de cominho-preto atua da mesma forma.

É bom saber

O óleo de tamanu faz milagres em se tratando de eczemas. Pense nisso!

- Coloque em um frasco H de cenoura e ou H de lavanda-verdadeira (em partes iguais se for misturar). Etiquete o frasco. Administre 1 colher de chá 2 vezes ao dia, por 40 dias.

Em complemento à aromaterapia:

- Inclua cenouras (elas contém vitamina A que mantém a pele saudável) e bons óleos graxos ricos em ômega 3 (linhaça, nozes) na alimentação.
- Ofereça doses de probióticos, uma semana ao mês (1 cápsula misturada a algum tipo de compota).
- Adote produtos orgânicos para higiene pessoal, sem laurilsulfato de sódio. A simples troca de sabonete, pode cessar os problemas cutâneos.

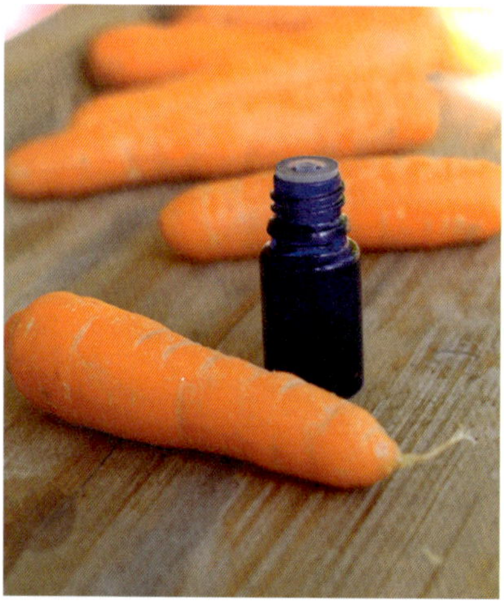

Aprofundando

Sobre a pele seca

Se o seu filho tem a pele seca, pense em óleos graxos e nos hidrolatos.

OG de gergelim para escamações, OG de gérmen de trigo (rico em vitaminas) para nutrir profundamente, OG de amêndoas-doces para amaciar e acalmar, OG de calêndula em base de óleo de oliva, para nutrir e acalmar, OG de abacate (bem gorduroso e rico em vitaminas) para nutrir a pele. Você pode misturar 3 óleos graxos e aplicá-los sobre todo o corpo, inclusive no rosto.

H de flor de laranjeira para peles secas e com rachaduras. H de camomila é recomendado para peles reativas. Eles devem ser borrifados sobre todo o corpo, a partir dos 6 meses. Além disso, podem ser aplicados com um algodão, antes de se utilizar o óleo graxo.

Eritema de fralda (assadura)

O eritema de fralda (ou popularmente conhecido aqui no Brasil como *assadura*) é uma inflamação cutânea marcada pela aparição de manchas vermelhas nas nádegas, causada pelo contato prolongado da pele do bebê com a fralda suja. Pode também ser decorrente de uma irritação pela presença de substâncias das fraldas descartáveis de certas marcas ou dos produtos utilizados para a lavagem das fraldas de tecido. As lesões podem ser infectadas por um fungo ou uma bactéria após um tratamento com antibiótico.

Produto: H

- H de lavanda-verdadeira.
- H de camomila-romana.

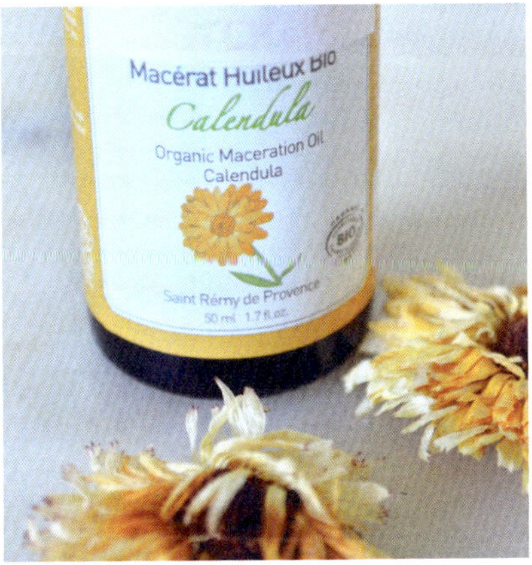

Produto: OE

- OE de camomila-romana.
- OE de lavanda-verdadeira.

Produto: OG

- OG de calêndula.

Idade: **a partir de 3 meses.**

Dosagem e aplicação:
via cutânea (vaporização).

• Coloque em um frasco borrifador H de lavanda-verdadeira e ou H de camomila-romana (em partes iguais se for misturar). Rotule o frasco.

• Coloque em um frasco 1 gota de OE camomila-romana, 1 gota de OE lavanda-verdadeira e 1 colher de chá de H calêndula. Misture e rotule o frasco.

• A cada troca de fraldas, lave as nádegas e borrife o hidrolato. Em seguida, aplique no local, a segunda preparação, por 4 dias.

Produto: OE

- OE de lavanda-verdadeira.
- OE de camomila-romana.

Idade: **a partir de 6 meses.**

Dosagem e aplicação: **via cutânea.**

Coloque em uma tigela 30 g de talco ou de argila branca. Junte 20 gotas de OE lavanda-verdadeira e 10 gotas de OE camomila-romana. Misture bem, utilizando um pilão se possível. Incorpore 60 g de talco ou argila branca. Deixe com a textura de pó. Aplique a cada troca de fralda, por 4 dias.

Em complemento à aromaterapia:

- Troque as fraldas 4 a 5 vezes por dia (com a maior frequência possível).

- Deixe o bumbum secar ao ar livre o maior tempo possível, ou seque-o bem com uma toalha macia.

- Utilize talco ou talco aromático depois da última troca do dia.

Impetigo

Esta infecção por bactérias *Staphylococcus* e/ou *Streptococcus* atinge crianças de 2 a 10 anos. Ela aparece em torno da boca, do nariz, do ânus e pode se estender até o couro cabeludo, se a criança se coçar. As pequenas placas vermelhas surgem com espinhas e pus.

Produto: H

- H de tomilho qt. linalol.

Idade: **a partir de 2 anos.**

Dosagem e aplicação:
via cutânea (vaporização).

Borrife as feridas 2 a 3 vezes ao dia, com o hidrolato de tomilho qt. linalol, por 2 a 3 semanas. Deixe agir alguns minutos e depois use um algodão para enxugar.

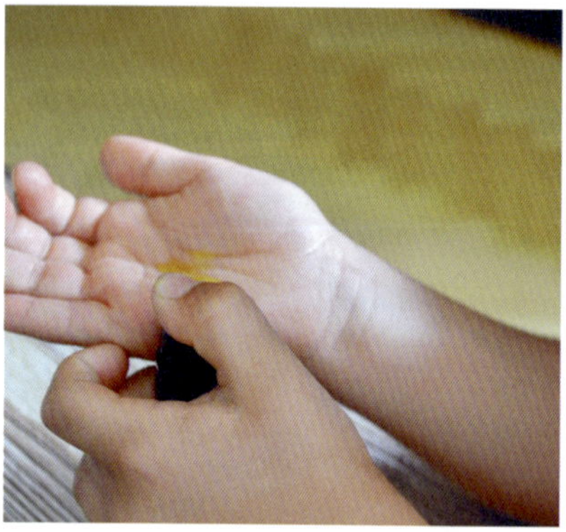

Produto: OE
- OE de gerânio- rosa.
- OE de tea tree.
- OE de lavanda-spike.

Produto: OG
- OG de macadâmia.

Idade: a partir de 6 anos.
Dosagem e aplicação: via cutânea.
Coloque em um frasco 3 gotas de OE de gerânio-rosa, 3 gotas de OE tea tree, 2 gotas de OE de lavanda-spike e 1 colher de chá de OG de macadâmia. Agite e identifique o frasco. Aplique no local, 2 gotas dessa mistura, várias vezes ao dia, por algumas semanas.

Micose no bumbum

Esta micose é consequência de um eritema que foi infectado após um tratamento antibiótico.

Produto: H
- H de louro.
- H de tea tree.

Idade: a partir de 3 meses.
Dosagem e aplicação:
via cutânea (vaporização).
Coloque o H de louro (ou mistura H de louro e H de tea tree em partes iguais) em um frasco borrifador e aplique no local para complementar a higiene depois da troca da fralda. Use até a melhora do quadro.

Produto: OE
- OE de tea tree.
- OE de louro.

Produto: OG
- OG de calêndula.

Idade: a partir de 6 meses.
Dosagem e aplicação:
via cutânea (massagem).
Coloque em um frasco 1 gota de OE de tea tree, 1 gota de OE de louro e 1 colher de chá de OG de calêndula. Agite e rotule o frasco. Massageie o local, depois borrife o hidrolato (conforme acima) a cada troca de fralda, por 15 dias.

É bom saber

Se você (durante a amamentação) ou o seu filho estiverem tomando antibióticos, é essencial que colonizem a flora intestinal com boas bactérias, ingerindo probióticos durante toda a duração do tratamento (e não após).

Picadas de mosquitos

Os mosquitos aparecem no crepúsculo ou logo ao cair da noite, e o melhor, para se evitar suas picadas, é cobrir braços e pernas já no pôr do sol. Pode-se aplicar borrifadores de hidrolatos nos pulsos e tornozelos. Nos países tropicais, um bom mosqueteiro, além do borrifador, é indispensável.

Produto: OE

- **OE de gerânio-rosa.**

Produto: H

- **H de lavanda-verdadeira.**
- **H de gerânio-rosa.**

Idade: **a partir de 3 meses.**

Dosagem e aplicação:

via inalatória (difusão)/cutânea (vaporização).

• Prevenção por difusão: OE de gerânio-rosa.

• Em caso de picada: coloque o hidrolato de lavanda-verdadeira em um frasco borrifador e aplique no local. Pode-se igualmente utilizar uma mistura de hidrolato de gerânio-rosa e hidrolato de lavanda-verdadeira.

Produto: OE

- **OE de gerânio-rosa.**
- **OE de eucalipto-citriodora.**
- **OE de citronela.**

É bom saber

O óleo de neem é particularmente inseticida. Difícil de se encontrar e de um aroma repugnante, esse óleo graxo se aplica puro sobre a pele.

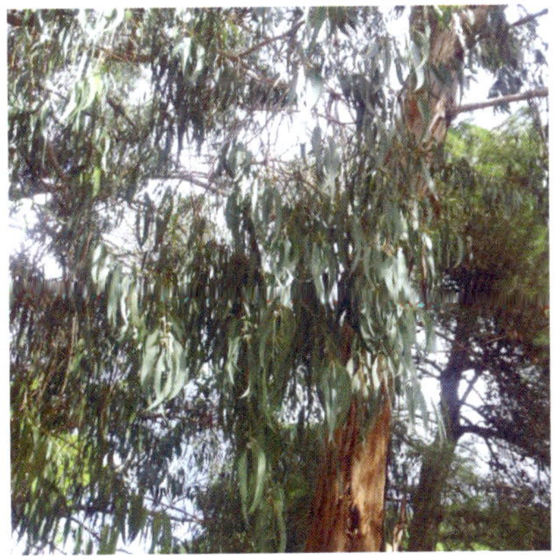

Produto: OG

- **OG à sua escolha.**

Idade: **a partir de 3 anos.**

Dosagem e aplicação:

via inalatória (difusão)/cutânea.

• Prevenção por difusão: OE de gerânio-rosa e OE de eucalipto-citriodora, ao anoitecer por toda a casa, no momento do crepúsculo.

• Coloque em um frasco 12 gotas de OE de gerânio-rosa, 12 gotas de OE de citronela e 30 mL de OG à sua escolha. Agite e rotule o frasco. Passe algumas gotas dessa mistura sobre as partes do corpo que não estejam cobertas pela roupa (tornozelos e pulsos). Repita a operação a cada 2 horas. Não aplique no rosto.

É bom saber

Os OEs de eucalipto-citriodora, citronela e gerânio-rosa são os 3 óleos essenciais mais eficazes para espantar mosquitos.

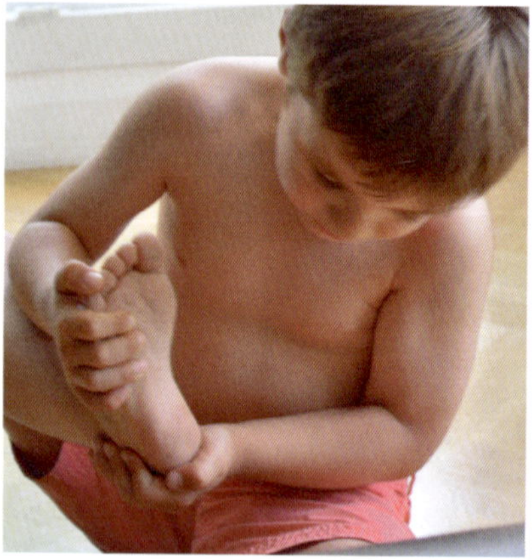

Simplificando

Para picada de mosquito, dilua 1 gota OE citronela ou lavanda-spike em um pouco de óleo graxo e aplique sobre a picada. Não é indicado utilizar no rosto.

Remédio de família: **borrifador repelente.**

Para um frasco de 100 mL use:

- **50 mL de H de gerânio-rosa e/ou H de eucalipto-citriodora;**
- **40 gotas de OE de gerânio–rosa;**
- **45 mL de álcool 70°.**

• Coloque no frasco o óleo essencial e depois o álcool. Agite bem.
• Junte então os hidrolatos. Feche bem, etiquete.

O OE de eucalipto-citriodora é igualmente eficaz, e podemos misturar 25 gotas de OE de gerânio-rosa e 20 gotas de OE de eucalipto-citriodora.

Picadas diversas (aranhas, água-viva, vespas, e outros.)

Sempre acontecem de surpresa e são dolorosas, além de aterrorizantes.

Produto: OE

- **OE de lavanda-spike.**
- **OE de sempre-viva-verdadeira.**

Idade: **a partir de 4 anos.**
Dosagem e aplicação: **via cutânea.**
Aplique 1 gota de OE de lavanda-spike e depois de 15 minutos aplique 1 gota de OE de sempre-viva-verdadeira. Repita esse procedimento por 3 vezes. Depois, repita a cada hora, até que os sintomas tenham desaparecido. Se tiver tempo, faça uma mistura em partes iguais dos 2 óleos essenciais e aplique a cada 15 minutos sobre a região afetada. Essa mistura pode ser utilizada também em adultos.

Atenção

Em caso de reação alérgica intensa ou de múltiplas picadas, especialmente no rosto, procure o Pronto Socorro rapidamente.

É bom saber

Raramente se leva à praia os óleos essenciais, por isso, caso aconteça a queimadura por água-viva, aplique urina sobre a mesma. A urina alivia imediatamente a dor e desinfeta. É um remédio que, embora seja desagradável, é de eficácia comprovada!

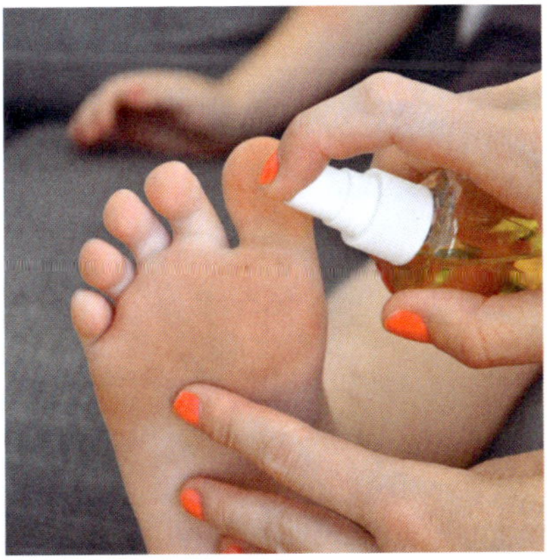

Cortes e traumatismos

As crianças caem, se cortam, batem nos objetos (entorses, luxações, contraturas musculares, feridas). Os óleos essenciais serão muito eficazes, sobretudo se forem aplicados rapidamente.

Produto: OE

- **OE de sempre-viva-verdadeira.**

Produto: OG

- **OG de arnica.**

Produto: H

- **H de flor de laranjeira.**

Idade: **a partir de 3 anos.**
Dosagem e aplicação: **via cutânea/oral.**

• Misture 3 gotas de OE de sempre--viva-verdadeira e ½ colher de chá de OG de arnica.

• Aplique localmente e repita 3 vezes por dia se necessário.

• Coloque em um copo de água 1 colher de chá de H de flor de laranjeira e dê para a criança beber.

Produto: OF

- **OE de sempre-viva-verdadeira (ou OE de camomila-romana).**
- **OE de eucalipto-citriodora.**
- **OE de hortelã-pimenta.**

Produto: OG

- **OG de arnica.**

Idade: **a partir de 6 anos.**
Dosagem e aplicação: **via inalatória/cutânea.**

• Respire diretamente do frasco de OE de sempre-viva-verdadeira (ou OE camomila-romana) para "digerir" o choque, por 1 minuto. Repita conforme a necessidade.

• Aplique localmente 2 gotas de OE de sempre-viva-verdadeira, 2 gotas de OE de eucalipto-citriodora, 1 gota de OE de hortelã-pimenta e 1 colher de chá de OG de arnica. Repita a aplicação 3 vezes ao dia.

Simplificando

Em caso de batida ou hematomas, aplique localmente algumas gotas de OG à sua escolha, com 1 gota de OE de sempre-viva-verdadeira.

É bom saber

Em caso de acidentes, batidas, hematomas, dê preferência ao óleo de arnica. Ele potencializa os óleos essenciais. Ele é adequado também para adultos que têm problema nas costas! Mas não se aplica em feridas abertas. Hidrolato de flor de laranjeira também é recomendado em caso de pancadas.

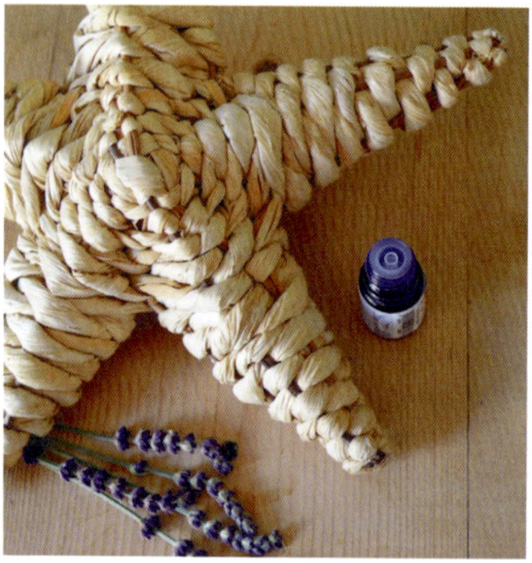

Em complemento à aromaterapia:

Em entorses, distensões, lesões musculares: coloque um saco de gelo enrolado em um pano. O frio alivia a dor e reduz a inflamação.

Aplique um cataplasma de argila verde: coloque em um recipiente de vidro a argila verde, cubra com água e mexa com uma espátula de madeira. Deixe descansar de 20 minutos a 2 horas e, em seguida, aplique uma camada espessa (2 cm) dessa pasta de argila, sobre o local machucado. Deixe agir até que a argila seque (2 horas no máximo), depois aplique uma mistura de óleos essenciais. A argila é estéril e pode ser aplicada em feridas abertas.

É bom saber

O OE de cisto estanca sangramentos de maneira espetacular. O óleo de gerânio-rosa também é um bom hemostático.

Atenção

Se o ferimento for nos dedos, cuide para que a criança não os leve à boca.

Machucados, raspões, escoriações, arranhões, bolhas

Para arranhões ou machucados do dia a dia, o primeiro passo é lavar o ferimento com água da torneira. Pode-se também usar água com sabão ou água de argila, sem esquecer de enxaguar. Pode-se também utilizar os óleos essenciais para desinfetar e cicatrizar as feridas.

Produto: OE

- **OE de lavanda-verdadeira (OE de tea tree ou OE de gerânio-rosa).**
- **OE de gerânio-rosa (ou OE cisto).**

Produto: OG

- **OG à sua escolha.**

Idade: **a partir de 3 anos.**

Dosagem e aplicação: **via cutânea.**

• Misture 1 gota de OE de lavanda-verdadeira (ou OE de tea tree ou OE de gerânio-rosa) e 1 gota de OG à sua escolha e aplique sobre o machucado com a ajuda de uma haste flexível (cotonete).

• Deixe secar ao ar livre. Proceda da mesma maneira para arranhões de gato, repetindo o procedimento 3 vezes ao dia, até a completa cicatrização.

• Em caso de sangramento: aplique no local 1 gota de OE de gerânio-rosa (ou OE cisto) e cubra com uma compressa, exercendo uma leve pressão sobre a região. Proteja a ferida com um curativo não muito apertado, ou deixe secar ao ar livre.

Em complemento à aromaterapia:

- Aplique uma pasta de argila branca ou verde diretamente sobre o machucado.
- Use argila que tem propriedades cicatrizantes e antálgicas.
- Use mel como curativo em ferimentos superficiais, é um excelente cicatrizante. Cubra com uma gaze para evitar que grude.

Queimaduras de sol

Produto: H

- H de lavanda-verdadeira.

Produto: OE

- OE de lavanda-verdadeira.

Produto: OG

- OG de hipérico (ou erva-de-são-joão) - (óleo macerado).

Idade: a partir de 1 ano.

Dosagem e aplicação: via cutânea.

- H de lavanda-verdadeira.
- Misture 2 gotas de OE de lavanda-verdadeira e 1 colher de chá de OG de hipérico. Aplique localmente para acalmar. Repita no dia seguinte, se necessário.

Produto: OE

- OE de lavanda-spike.

Produto: OG

- OG de hipérico (ou OG calêndula).

Atenção

O óleo de hipérico é fotossensibilizante, por isso, evite exposição ao sol, após sua aplicação.

Produto: H

- H de hortelã-pimenta.

Idade: a partir de 6 anos.

Dosagem e aplicação: via cutânea (vaporização).

- H de hortelã-pimenta.
- Misture 4 gotas de OE de lavanda e 1 colher de chá de OG de hipérico ou de calêndula. Aplique localmente.

Produto: OE

- OE de lavanda-spike (ou OE de lavanda-verdadeira).
- OE de hortelã-pimenta.

Produto: OG

- OG de hipérico (ou OG calêndula).

Idade: a partir de 8 anos.

Dosagem e aplicação: via cutânea.

- Misture 4 gotas de OE de lavanda-spike ou verdadeira, 1 gota de OE de hortelã-pimenta e 1 colher de chá de OG de hipérico ou de calêndula.
- Aplique localmente.

É bom saber

Os iogurtes também têm ação cicatrizante e calmante contra queimaduras de sol. Se você não tiver os óleos essenciais e graxos à disposição, aplique iogurte por toda a área queimada e deixe agir por 15 minutos.

Erupções cutâneas, rachaduras

As crianças a partir dos 3 anos são as mais afetadas pois sua pele é mais seca. Uma pequena crosta ou erupção pode aparecer ao redor da boca e nas bochechas: o desaparecimento espontâneo é frequente, mas, para acelerar o processo, podemos suavizar e hidratar a pele. Não é necessário o uso de óleo essencial, óleos graxos e hidrolato de flor de laranjeira podem ser suficientes.

Produto: H

- **H de flor de laranjeira.**

Produto: OG

- **OG de abacate (ou OG de calêndula ou OG de gérmen de trigo).**
- **Manteiga de karité.**

Idade: **a partir do nascimento.**
Dosagem e aplicação:
via cutânea (vaporização).

• Depois da higiene, vaporize localmente o H de flor de laranjeira e tampone delicadamente.
• Aplique nas erupções, 1 a 2 vezes ao dia, um bálsamo bem gorduroso (vide composição abaixo).

Bálsamo gorduroso:
Para um pote de 30 mL.

- **2 colheres de sopa de manteiga de karité;**
- **1 colher de sopa de OG de abacate (ou OG de calêndula ou OG de gérmen de trigo).**

• Em um pote apropriado, vá amassando a manteiga de karité, até que ela apresente uma consistência mole.
• Incorpore o OG de abacate e misture até obter um creme que não endureça.

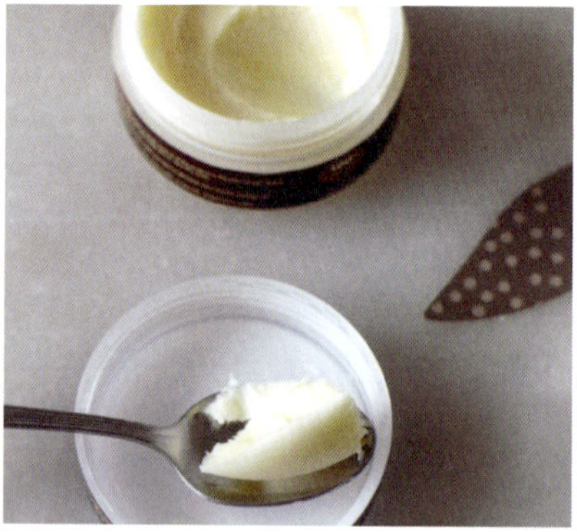

Verrugas

Contagiosas, as verrugas são de origem virótica.

Produto: OE

- **OE de limão-siciliano (ou OE de tea tree).**

Idade: **a partir de 3 anos.**
Dosagem e aplicação: **via cutânea.**
Coloque 1 gota de OE de limão-siciliano (ou OE de tea tree) sobre a verruga e cubra depois com um curativo.

Produto: OE

- **OE de canela-do-ceilão (cascas).**
- **OE de limão-siciliano.**
- **OE de tea tree.**

Idade: **a partir de 10 anos.**
Dosagem e aplicação: **via cutânea.**
Em um frasco, coloque o óleo de canela-do-ceilão (cascas), o óleo de limão-siciliano e o óleo de tea tree em partes iguais. Agite bem. Aplique uma gota dessa mistura, com a ajuda de uma haste flexível, tomando o cuidado de não passar a zona da verruga (a canela é muito dermocáustica, e a sua aplicação pura, deve ser restrita à área atingida).

Ptiríase versicolor

A ptiríase versicolor é um fungo que se desenvolve com o calor e a umidade e que aparece como pontos mais claros (ou às vezes mais escuros) durante ou após uma exposição ao sol. Não é estética, porém é totalmente benigna, e se combate com óleos essenciais antifúngicos.

Produto: OE

- **OE de tea tree.**
- **OE de gerânio-rosa.**

Produto: OG

- **OG à sua escolha.**

Idade: **a partir de 3 anos.**
Dosagem e aplicação: **via cutânea.**
Coloque em um frasco 2 gotas de OE de tea tree, 2 gotas de OE de gerânio-rosa e 1 colher de chá do OG escolhido. Agite e identifique o frasco. Aplique localmente 3 vezes ao dia.

Produto: OE

- **OE de tea tree.**
- **OE de gerânio-rosa.**

Produto: OG

- **OG à sua escolha.**

Idade: **a partir de 6 anos.**
Dosagem e aplicação: **via cutânea.**
Faça o tratamento acima, incluindo 6 gotas de OE de tea tree e 6 gotas de OE de gerânio-rosa.

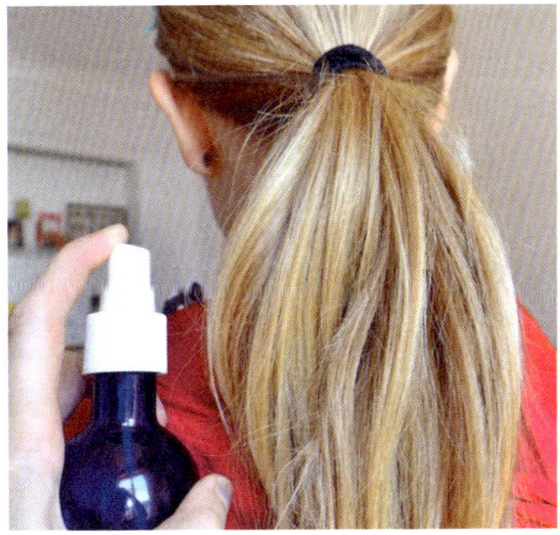

Piolhos

Temporada das cabeças com piolhos: o terror da escola!

Produto: OE

- **OE de lavanda-verdadeira (ou OE de tomilho qt. linalol).**

Idade: **a partir de 3 anos.**
Dosagem e aplicação: **via cutânea.**
Aplique 1 gota de OE de lavanda-verdadeira (ou OE tomilho qt. linalol) sobre a nuca, na base dos cabelos e atrás das orelhas, pela manhã e durante os períodos de risco.

Remédio de família: **xampu antipiolhos.**
Para 100 mL de xampu.

- Em um frasco, coloque 35 gotas de OE de tomilho qt. linalol, 35 gotas de OE de lavanda-verdadeira e 95 mL de xampu;
- Misture bem e aplique.

Simplificando

Coloque 1 gota de OE de lavanda-verdadeira na gola do casaco antes da criança sair para a escola.

Doenças infantis

Rubéola, varicela, caxumba, coqueluche, sarampo, escarlatina, mão-pé-boca, entre outras. De origem viral (exceto a coqueluche e a escarlatina), as doenças infantis são um bom meio para a criança fortalecer a sua imunidade. Elas agem tanto no desenvolvimento psíquico quanto no físico, no tornar-se gente grande. Os óleos essenciais são muito eficazes no reforço das defesas imunológicas de toda a família (sobretudo em caso de contágio) e minimizam as coceiras. Para um diagnóstico preciso e um tratamento complementar, não deixe de consultar um médico homeopata.

Sarampo

Altamente contagiosa pela saliva e tosse (5 dias antes do aparecimento das erupções na pele e 5 dias depois) esta doença se apresenta com coriza, picos de febre muito alta e tosse, cerca de 3 a 5 horas antes do aparecimento das erupções vermelhas sobre o rosto e por todo o corpo. Mantenha a criança refrescada, ofereça líquidos para ela tomar e cerque-a de carinho para ajudá-la a passar por essa fase. Evite baixar a febre com medicamentos.

Produto: OE

- OE de camomila-romana.
- OE de cisto.
- OE de lavanda-verdadeira.

Produto: OG

- OG de calêndula (ou OG de hipérico).

Idade: **a partir de 3 meses.**
Dosagem e aplicação: **via cutânea.**
acalmar as coceiras e reforçar a imunidade, prepare a seguinte mistura: coloque 30 g de argila branca (ou talco) em um pilão, acrescente 20 gotas de

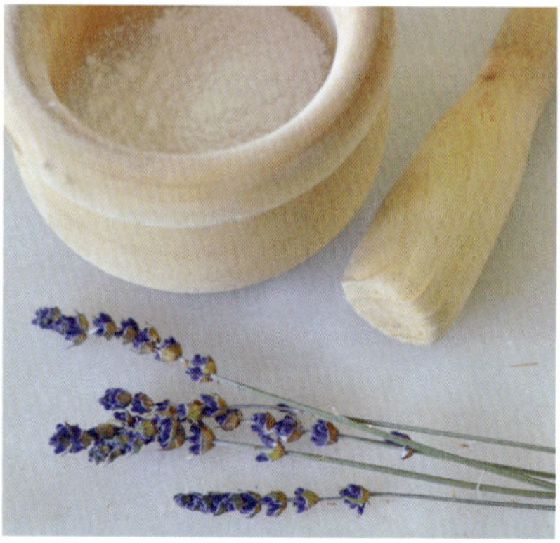

OE de camomila-romana e 15 gotas de OE de cisto. Misture bem. Junte mais 70 gramas de argila branca e continue misturando no pilão. Coloque esse talco aromático em um pote apropriado. Aplique sobre as erupções de 3 a 5 vezes ao dia, por 7 dias.

Pode-se também fazer um óleo para o corpo, da seguinte forma: em um frasco de 100 mL, coloque 15 gotas de OE de cisto, 10 gotas OE de lavanda-verdadeira e 99 mL de OG de calêndula (ou OG de hipérico). Agite bem e identifique o frasco. Aplique sobre todo o corpo 2 vezes ao dia, por 7 dias.

Produto: OE

- OE de tea tree.
- OE de tomilho linalol.
- OE de ravintsara (ou OE de saro).
- OE de eucalipto-radiata.

Idade: a partir de 1 ano.
Dosagem e aplicação: via anal (supositório).
Além do talco aromático e do óleo corporal (já descritos acima), administre 1 supositório (ver composição a seguir), 3 vezes ao dia, por 3 dias, e depois 1 supositório pela manhã e à noite, por 3 dias.

Supositórios (manipular em farmácia):

- 10 gotas de OE de tea tree (*Melaleuca alternifolia*);
- 10 gotas de OE de tomilho qt. linalol (*Thymus officinalis*);
- 10 gotas de OE de ravintsara ou de saro (*Cinnamomum camphora* ou *Cinnamosma fragrans*);
- 10 gotas de OE de eucalipto-radiata (*Eucalyptus radiata*);
- excipiente para 1 supositório de 1 g (x 20).

Produto: H

- H de tomilho qt. linalol (ou H de louro ou H de cisto).

Idade: a partir de 3 anos.
Dosagem e aplicação: via oral.
Coloque 1 colher de chá de H de tomilho qt. linalol (ou H de louro ou H de cisto) em 1 copo de água e administre 3 vezes ao dia, por 10 dias.

Simplificando

Misture 2 gotas de OE de cisto em 1 colher de chá de OG de tamanu. Aplique várias vezes ao dia.

Varicela

A contaminação é pela saliva (2 a 4 dias antes da erupção das bolhas e cerca de 5 dias até o aparecimento de crostas). A varicela é provocada por um vírus, igualmente responsável pelo herpes simplex e herpes zóster. Ela se manifesta com uma ligeira fadiga, olhar vidrado e perda de apetito, 2 dias antes da aparição súbita das erupções (como gotas de orvalho), no rosto e depois sobre todo o corpo. As crostas se formam depois de uma semana. Apesar das coceiras, é importante evitar que a criança estoure as bolhinhas das erupções, porque elas deixam cicatrizes e também podem infeccionar. A varicela pode se apresentar tardiamente nos adultos, sob a forma de herpes zóster, muito dolorido.

Produto: OE

- OE de cisto.
- OE de lavanda-verdadeira.

Idade: a partir de 3 meses.
Dosagem e aplicação: via cutânea.
Para acalmar as coceiras e evitar as cicatrizes, prepare a seguinte mistura: coloque em um recipiente e com a ajuda de um pilão mexa bem 30 g de argila branca (ou talco) com 20 gotas de OE de cisto e 15 gotas de OE de lavanda-verdadeira. Junte mais 70 g de argila branca e continue misturando com o pilão. Coloque esse talco aromático em um frasco apropriado.

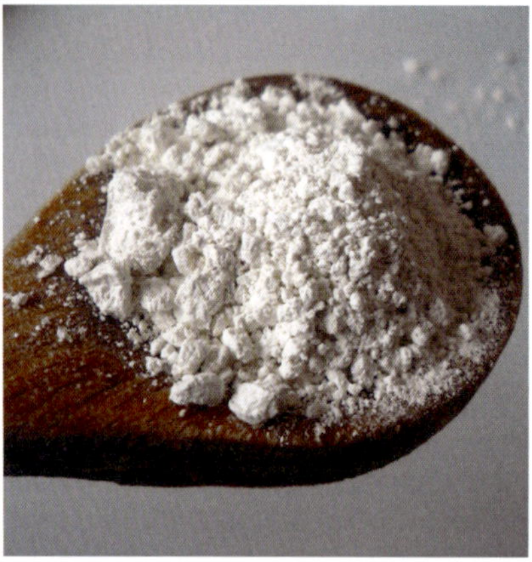

É bom saber

O OE de cisto é muito eficaz contra o sarampo e a varicela porque ele estimula a imunidade, enquanto se luta contra o vírus, e evita também as tão desagradáveis cicatrizes.

Produto: OE

- OE de cisto.
- OE de ravintsara (ou OE saro).

Produto: OG

- OG de calêndula

Idade: **a partir de 6 meses.**

Dosagem e aplicação: **via cutânea.**

Faça um óleo aromático, colocando em um frasco apropriado de 100 mL, 10 gotas de OE de cisto, 10 gotas de OE de ravintsara (ou OE saro) e 90 mL de OG de calêndula. Agite e etiquete o frasco. Aplique 3 vezes ao dia sobre as erupções, por 7 dias.

Simplificando

Passe no rosto e no corpo da criança a argila branca fina ou super fina, para ajudar a cicatrização e acalmar a coceira.

Caxumba

Esta doença viral contamina pela saliva, durante todo o período da doença (6 dias antes e depois da aparição dos sintomas). Ela ataca crianças de 5 a 14 anos, raramente os bebês de até 12 meses. A caxumba causa um inchaço das bochechas e deixa o rosto com formato de pera. É dolorida, sobretudo na mastigação e deglutição, e se cura no espaço de 10 a 12 horas, porém pode trazer sérias consequências (esterelidade em adultos).

Produto: OE

- OE de ho wood.
- OE de tea tree.
- OE de camomila-alemã.

Produto: OG

- OG à sua escolha.

Idade: **a partir de 5 anos.**

Dosagem e aplicação: **via cutânea.**

Coloque em um frasco 2 gotas de OE de ho wood, 1 gota de OE de tea tree, 1 gota OE de camomila-alemã e 1 colher de chá do OG escolhido. Agite bem e etiquete o frasco. Aplique delicadamente atrás das orelhas, no pescoço e mandíbulas, 3 a 4 vezes por dia, durante 5 dias.

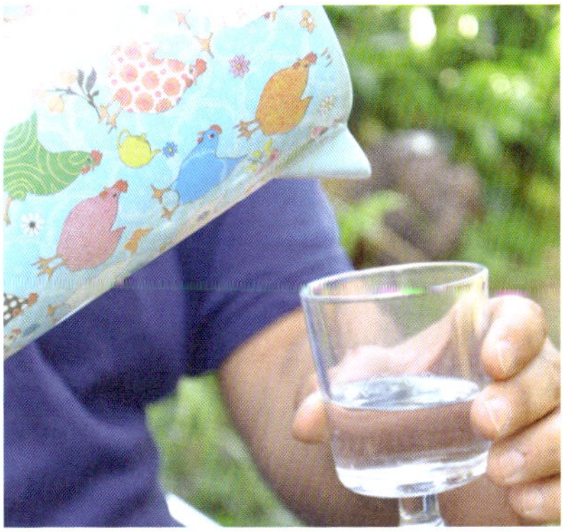

Em complemento à aromaterapia:
Ofereça à criança, várias vezes ao dia água, sucos, sopa. Evite os sucos muito ácidos (laranja, limão, uva) porque eles aumentam a dor das glândulas salivares infeccionadas. Prefira alimentos moles (purês, iogurtes, entre outros.) em pequenas quantidades, 5 ou 6 vezes ao dia.

Coqueluche

Doença de origem bacteriana, muito contagiosa. Pode levar até duas semanas depois do contágio para que se iniciem os ataques de tosse. Ela se caracteriza por fortes ataques de tosse e pelo ruído característico, quando a criança puxa o ar para respirar (ruído que faz lembrar o canto de um galo). As sensações de asfixia, o rosto vermelho, olhos lacrimejantes são alguns dos sintomas, e a tosse pode vir seguida de vômito. É indispensável monitorar a criança noite e dia, e também, consultar um médico (sobretudo no caso de bebês), porque essa doença pode provocar parada respiratória. A coqueluche dura de 1 a 3 meses, com sintomas de resfriado durante as duas primeiras semanas, e depois evolui para o quadro de tosse nas semanas seguintes.

Produto: OE

- OE de ho wood (ou OE tomilho qt. linalol ou OE de lavanda-verdadeira).
- OE de tea tree.

Produto: OG

- OG à sua escolha.

Idade: a partir de 3 meses.
Dosagem e aplicação: via cutânea.
Em 1 colher de chá de OG à sua escolha, coloque 1 gota de OE de ho wood (ou OE tomilho qt. linalol ou OE de lavanda-verdadeira) e 1 gota de OE de tea tree. Aplique sobre o tórax e na parte superior das costas 3 vezes ao dia, durante 5 dias.

Produto: OE

- OE de ho wood.
- OE de eucalipto-radiata.
- OE de tomilho linalol.
- OE de tea tree.

Atenção

Procure por ajuda médica de urgência se a criança apresentar febre que exceda a 40 °C, ficar com a nuca enrijecida como um torcicolo, se tiver convulsão, tontura ou dor de cabeça, dor abdominal ou se for propensa a asfixia.

É bom saber

Para adaptar as proporções em função da idade das crianças, veja a dosagem recomendada na p. 12. Se a criança toma antibióticos, dê a ela probióticos, enquanto durar o tratamento.

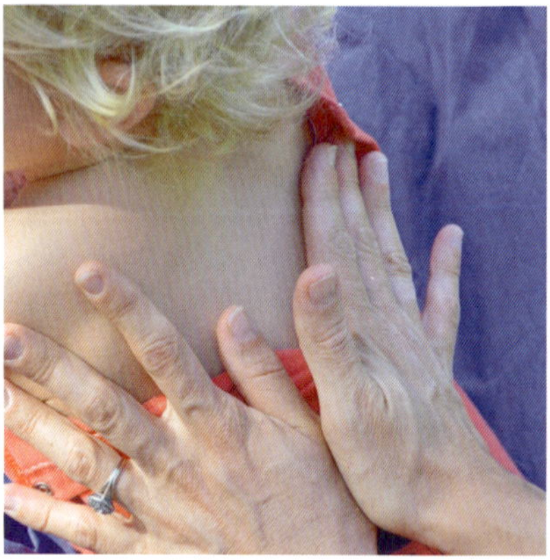

Produto: OG
- OG à sua escolha.

Idade: a partir de 2 anos.
Dosagem e aplicação: via cutânea.
Em um frasco de 10 mL, coloque 1 gota de OE ho wood, 1 gota de OE de eucalipto-radiata, 1 gota de OE de tomilho qt. linalol, 1 gota de OE de tea tree e 9 mL de OG à sua escolha. Agite e etiquete. Aplique sobre o tórax e parte superior das costas, 3 vezes ao dia, por 5 dias.

Rubéola

A rubéola é de origem viral e contamina pela saliva e pelas secreções nasais, durante todo o tempo, até o desaparecimento total das erupções. Não oferece perigo e os sintomas às vezes passam despercebidos pelas crianças de 5 a 9 anos (incluindo os adultos). Ela dura em média duas semanas e se caracteriza, por vezes, por uma leve febre, dores musculares e erupções cutâneas no rosto, no tronco e nos membros superiores, mas que desaparecem no terceiro dia.

Produto: OE
- OE de limão-siciliano.
- OE de ho wood.
- OE de saro (ou OE de ravintsara).
- OE de tomilho qt. linalol.

Produto: OG
- OG à sua escolha.

Idade: a partir de 5 anos.
Dosagem e aplicação:
via inalatória (difusão)/cutânea.
• Para difusão: utilize uma mistura de OE de saro e OE de limão-siciliano.
• Para massagem: em um frasco, coloque 2 gotas de OE ho wood, 2 gotas de OE de saro (ou OE de ravintsara), 2 gotas de OE de tomilho qt. linalol e 1 colher de chá do OG escolhido. Agite e identifique o frasco. Aplique sobre o tórax, na sola dos pés, atrás dos joelhos, 2 vezes por dia, por 5 dias, depois 1 vez ao dia, por 5 dias.

Escarlatina

A escarlatina é provocada pela toxina de uma bactéria (*Streptococcus*) e se propaga pelas gotículas de saliva que saem, por exemplo, quando falamos. Ela atinge crianças de 3 a 10 anos e se manifesta por garganta vermelha com dificuldade para engolir, febre de 39 a 40 °C, calafrios, gânglios no pescoço, dores de cabeça, por vezes acompanhada de vômitos e dores abdominais. A erupção cutânea (pequenos botões vermelho escuro) aparecem de 18 a 24 horas depois do início da dor de garganta e da febre.

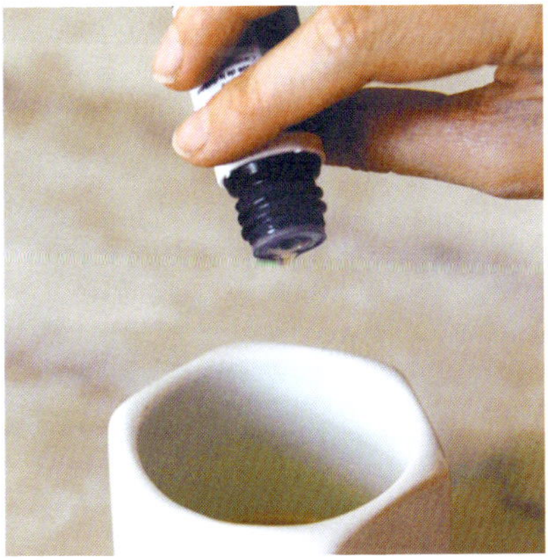

Contrariamente à rubéola, a escarlatina fica circunscrita a determinadas zonas, se situando na cabeça, peito, barriga e membros, sendo confundida às vezes com uma alergia. A pele parece que foi queimada pelo sol, se torna áspera ao toque, como uma lixa. Por volta do sétimo dia, a pele descama, e a língua fica vermelha.

Produto: OE

- OE de tea tree.
- OE de cisto.
- OE de ho wood.
- OE de pau-rosa.
- OE de louro.

Produto: OG

- OG à sua escolha.

Idade: a partir de 3 anos.
Dosagem e aplicação:
via cutânea (massagem)/anal (supositório).

• Em um frasco, coloque 2 gotas de OE de cisto, 1 gota de OE de ho wood e 1 colher de chá do OG escolhido. Agite e etiquete o frasco. Massageie o tórax 3 a 4 vezes por dia, por 7 dias.

• Administre 1 supositório (ver composição abaixo) 3 vezes ao dia, por 7 dias.

Supositórios (manipular em farmácia):

- 15 mg de OE de pau-rosa (*Aniba rosaeodora*)
- 20 mg de OE de cisto (*Cistus ladanifer*)
- 10 mg de OE de louro (*Laurus nobilis*)
- excipiente para 1 supositório de 1 g (x 20).

Doença mão-pé-boca

Esta doença benigna é causada pelo vírus *Coxsackie*. Ele atinge crianças entre 6 meses a 4 anos. Depois de alguns dias de incubação, durante os quais a criança se sente cansada, as vesículas aparecem nos pés, nas mãos e em torno da boca. É indolor e sem coceira. Veja *sarampo* (p. 110) para a utilização de aromaterapia.

Sono

O sono das crianças é essencial para o seu crescimento e para o desenvolvimento do cérebro. Uma boa noite de sono favorece o estabelecimento de novos circuitos nervosos, ajuda na memorização e no aprendizado. Permite ao organismo se regenerar. As causas de insônia em crianças são numerosas. Na fase do aleitamento, podemos ter o excesso ou insuficiência de alimentação, um ambiente barulhento, um conflito entre o casal, certas doenças, alergias alimentares (proteínas do leite de vaca). Entre as crianças, ela pode ser concomitante ao aparecimento das fobias e terrores noturnos, ou ao desenvolvimento de ansiedade. A utilização dos óleos essenciais em difusão ou massagem pode facilmente ser incluída no ritual da noite, no momento das histórias. As fragrâncias dos óleos essenciais, com sua ação sedativa e calmante, criam uma atmosfera reconfortante. Não exagere na dose, pois os aromas podem favorecer ou espantar o sono.

Produto: H

- **H de flor de laranjeira.**

Produto: OE

- **OE de manjerona-verdadeira.**
- **OE de lavanda-verdadeira.**

Produto: OG

- **OG à sua escolha.**

Idade: **a partir de 6 meses.**

Dosagem e aplicação:

via cutânea (massagem)/oral (H).

• Para massagem: em um frasco, coloque 1 gota de OE de manjerona-verdadeira, 1 gota de OE lavanda-verdadeira e 1 colher de chá do OG escolhido. Agite e identifique o frasco. Aplique em massagem nos pés, atrás dos joelhos, na dobra dos cotovelos, ao colocar a criança para dormir.

• Para ingestão: coloque 1 colher de chá de H de flor de laranjeira na mamadeira da noite para acalmar a criança e favorecer o adormecer.

Receita de família: **bebida vegetal com flor de laranjeira.**

Para 1 copo:

- **1 copo de leite de amêndoas.**
- **1 colher de chá de H de flor de laranjeira.**

Aqueça o leite de amêndoas em fogo brando, e então acrescente o H de flor de laranjeira. Dê para a criança beber.

É bom saber

Para um sono de qualidade é importante que não se faça atividades físicas intensas ao anoitecer, que não se dê excitantes para a criança (doces, refrigerantes) nesse período, nem que se permita que ela fique diante das *telas* (TV, jogos, vídeos, tablets, celulares). Não deixe que ela durma demais à tarde (na hora da sesta); um bom banho aquecido à noite ajuda a acalmar. Procure atividades mais tranquilas antes de colocar a criança para dormir (leituras, historinhas) e mantenha o quarto de dormir arejado, com temperatura entre 18 e 20 °C. Mantenha uma dieta regular e equilibrada e horários bem definidos de brincadeiras, atividades e repouso.

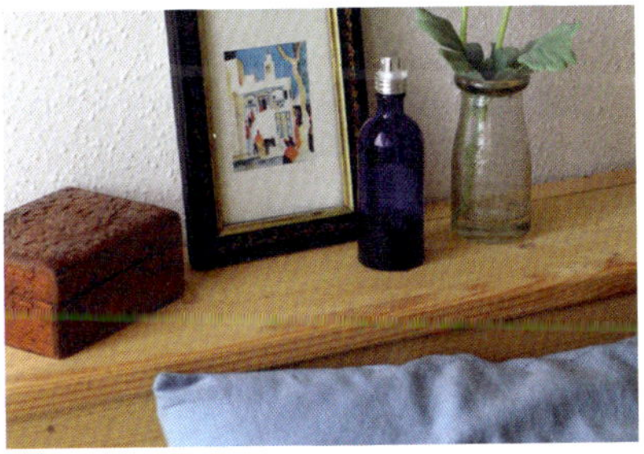

Para adaptar as proporções em função da idade das crianças, veja as indicações recomendadas na p. 12.

Produto: OE

- **OE de mandarina.**
- **OE de laranja-doce.**
- **OE de lavanda-verdadeira.**
- **OE de manjerona-verdadeira.**
- **OE de petitgrain de laranja-amarga.**

Idade: **a partir de 1 ano.**

Dosagem e aplicação:

via inalatória (difusão)/cutânea (vaporização).

• Pode-se usar OE de mandarina, OE de laranja-doce, OE de lavanda-verdadeira em difusor por 15 minutos.

• Também, faça um borrifador para aplicar no travesseiro, da seguinte forma: em um frasco para borrifador de 100 mL, coloque 10 gotas de OE de manjerona, 60 gotas de OE de lavanda-verdadeira, 40 gotas de OE de petitgrain de laranja-amarga e 95 mL de álcool de cereais a 70°. Agite e identifique. Borrife nos travesseiros, na roupa de cama e na casa/quarto antes de colocar a criança para dormir.

É bom saber

O OE de mandarina pode irritar a pele, por isso, evite colocá-lo na água do banho. Misture bem 3 gotas dos OEs citados em 1 colher de chá do OG escolhido e massageie ao longo da coluna vertebral, o ventre e os pés à noite ou no momento de deitar.

Produto: OE

- **OE de lavanda-verdadeira (ou OE de ho wood ou OE de petitgrain de laranja-amarga ou OE de gerânio-rosa).**

Produto: OG

- **OG à sua escolha.**

Idade: **à partir de 3 ans**

Dosagem e aplicação: **via cutânea (banho).**

• Misture 1 colher de sopa de leite em pó ou de sabonete líquido e 5 a 10 gotas de OE à sua escolha (lavanda-verdadeira, ho wood, petitgrain de laranja-amarga, gerânio-rosa). Coloque na água do banho.

Simplificando

Coloque 1 gota de OE de laranja-doce (ou OE de mandarina ou OE de lavanda-verdadeira) em um lenço de papel e coloque na cabeceira ou na cama. Alguns OEs podem manchar a roupa de cama (sobretudo o OE de mandarina, OE de laranja-doce e OE de benjoin).

É bom saber

O OE de cenoura é particularmente indicado para as crianças e os bebês que ficam ansiosos por causa da separação da mãe, na época da ida para a escola ou do desmame. Pode ser aplicado na sola dos pés, misturando-se 2 gotas em 1 colher de chá de OG à sua escolha para estabelecer um vínculo maternal com a terra que tranquiliza e acalma. Ele pode também ser utilizado em massagem por todo o corpo.

Dores e mal-estares

Dor de cabeça

As dores de cabeça podem advir de fadiga, agitação ou má digestão.

Produto: OE

- **OE de limão-siciliano.**
- **OE de eucalipto-radiata (ou OE lavanda--verdadeira).**

Produto: H

- **H de melissa (ou H de rosa).**

Idade: **a partir de 3 anos.**

Dosagem e aplicação:

via inalatória (difusão)/via oral.

• Coloque no difusor, uma mistura de OE de limão-siciliano e OE de eucalipto-radiata (ou OE de lavanda-verdadeira). Pode igualmente colocar 1 gota de um dos OEs sobre um lenço de papel e inspirar.

• Dilua 1 colher de chá de H de melissa (ou H de rosa) em ½ copo de água.

Produto: OE

- **OE de hortelã-pimenta.**
- **OE de lavanda-verdadeira.**

Produto: OG

- **OG à sua escolha.**

Produto: H

- **H de hortelã-pimenta (ou H de melissa).**

Idade: **a partir de 6 anos.**

Dosagem e aplicação:

via inalatória/cutânea/oral.

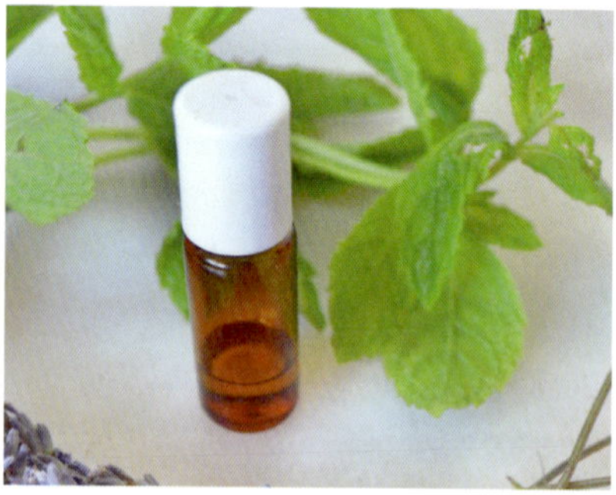

• Faça uma inalação com 1 gota de OE de hotelã-pimenta colocada em um lenço de papel.

• Em frasco roll-on de 5 mL, coloque 2 gotas de OE de hortelã-pimenta, 2 gotas de lavanda-verdadeira, mais 4 gotas do óleo graxo escolhido. Agite bem e identifique o frasco. Aplique o roll-on sobre as temporas e os pulsos.

• Dilua 1 colher de chá de H de hortelã-pimenta (H de melissa) em ½ copo de água.

Dor de barriga

As dores de barriga são muito frequentes nas crianças e podem acompanhar uma multiplicidade de problemas de saúde, na maior parte do tempo, sem gravidade. Quase todas as doenças podem causar dor abdominal em crianças e às vezes é difícil entender a causa desses males. Crianças em idade escolar, ficam ansiosas e por isso, não se deve esquecer desse aspecto psicológico. As dores de barriga podem começar no domingo à noite ou no horário de sair para a escola.

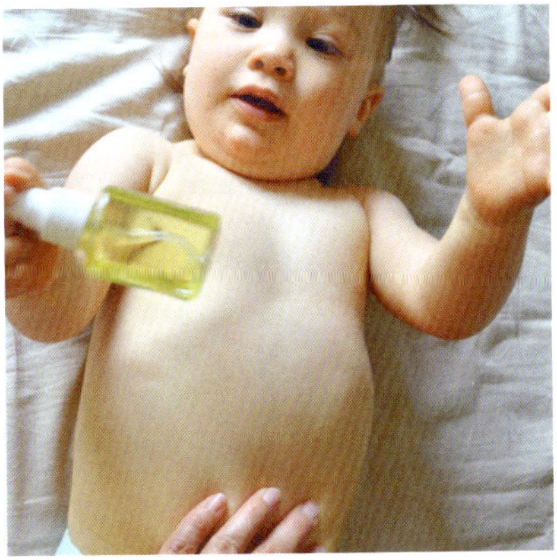

Dor de estômago também pode resultar de má digestão. Se o seu filho sofre de dores crônicas, investigue sobre uma possível intolerância alimentar (doença celíaca, ou hipersensibilidade ao glúten e/ou produtos lácteos). Dor associada à colite (p. 80); para dores que acompanham diarreia (p. 83); para aquelas com constipação (p. 81).

Em caso de dor intensa e repentina, consulte imediatamente o médico. Os sinais sugestivos de apendicite aguda são:

- dor situada na parte inferior do abdome do lado direito que se torna cada vez mais intensa e bem localizada;
- náuseas e vômitos;
- palidez;
- ou então, micção frequente.

Produto: OE

- OE de camomila-alemã (ou OE de petitgrain de laranja-amarga ou OE de manjerona-verdadeira ou OE de cardamomo ou OE de cenoura).

Simplificando

Coloque uma bolsa de água quente sobre o ventre. O calor alivia a dor e os espasmos.

Produto: OG

- OG à sua escolha.

Idade: entre 3 meses e 2 anos.

Dosagem e aplicação:

via cutânea (massagem).

Misture 1 gota de algum dos óleos essenciais citados acima e 1 colher de chá do óleo graxo escolhido. Massageie o ventre com movimentos lentos. Se você escolher mais de 1 OE, aumente na proporção de 1 colher de chá do OG, para cada gota de OE adicionado.

Produto: H

- H de flor de laranjeira (ou H de manjericão-verdadeiro qt. linalol).

Produto: OE

- OE de petitgrain de laranja-amarga.
- OE de cardamomo.
- OE de manjerona-verdadeira.

Produto: OG

- OG à sua escolha.

Idade: a partir de 3 anos.

Dosagem e aplicação: via cutânea/ via oral.

• Dilua 1 colher de chá de H de flor de laranjeira (ou de manjericão-verdadeiro qt. linalol) em um copo de água 3 vezes ao dia.

• Coloque 1 gota de OE de petitgrain de laranja-amarga, 1 gota de OE cardamomo, 1 gota de OE de manjerona-verdadeira em uma colher de chá do OG escolhido.

• Agite e identifique o frasco. Para uma dor de barriga relacionada a um estado de ansiedade, substitua o OE de cardamomo pelo OE de cenoura.

É bom saber

Para flatulência, com aumento do volume abdominal, coloque 1 colher de chá de carvão vegetal ativado em um copo de água e dê para a criança tomar. O carvão absorve os gases.

Enjoo de viagens

O enjoo de viagens (ou mal dos transportes) é raro entre bebês até 2 anos, porém se torna muito frequente entre as crianças de 3 a 12 anos. Mais da metade das crianças experimentam isso quando viajam de carro.

A principal causa é o conflito entre as informações visuais, as informações da posição do corpo (receptores nos músculos) e aquelas do ouvido interno. Em um veículo em movimento permanente, lento e prolongado, cada órgão passa uma informação, e o cérebro percebe um desequilíbrio, que desencadeia então as náuseas, a fadiga, a dor de cabeça e o vômito. O mal de viagens se manifesta de forma mais intensa após a ingestão de alimentos pesados, falta de ventilação adequada e no caso de estimulação visual (como leitura, jogos, vídeos).

Em complemento à aromaterapia:

- Ofereça à criança, comida saudável, com frutas e legumes, que são de fácil digestão e ricos em água.
- Hidrate regularmente a criança, oferecendo água pura ou água aromatizada com um raminho de hortelã.
- Evite suco de laranja e bebidas achocolatadas antes e durante a viagem,
- Evite refrigerantes, salgadinhos, batatas fritas, hambúrgueres ou outras refeições gordurosas ou pesadas.

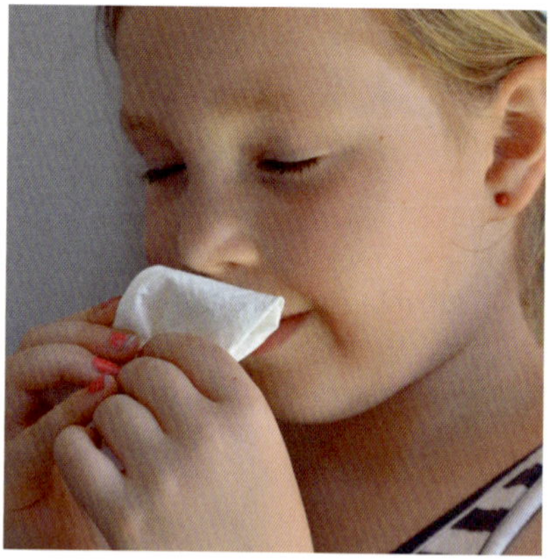

- Massageie os dedos e as palmas das mãos, principalmente a falange proximal dos 4 últimos dedos (do dedo indicador ao dedo mínimo). Realize pequenas rotações de um lado e depois para o outro, por alguns minutos.
- Peça para a criança fixar o olhar no horizonte enquanto abre a janela para que ela respire ar fresco.
- Coloque-a em uma posição que diminua os movimentos da cabeça e do corpo (um travesseiro sob a cabeça a mantém imóvel).
- Faça pausas a cada 2 horas para que a criança estique as pernas e pegue um ar fresco.

Produto: H

- H manjericão-verdadeiro qt. linalol (ou H melissa).

Produto: OE

- OE de limão-siciliano.

É bom saber

Um remédio famoso: colocar um esparadrapo no umbigo antes da partida, evitará náuseas e vômitos.

Idade: **a partir de 3 anos.**
Dosagem e aplicação:
via inalatória (difusão)/oral.
• Dilua 1 colher de sopa de H de manjericão-verdadeiro qt. linalol (ou H de melissa) em uma pequena garrafa de água (50 mL). Dê para a criança, em pequenos goles, a cada 15 minutos.
• Coloque 1 gota de OE de limão sobre um lenço de papel e ofereça à criança ou deixe que o aroma se propague pelo carro.

Produto: OE
- **OE de hortelã-pimenta.**

Idade: **a partir de 6 anos.**
Dosagem e aplicação:
via inalatória (difusão).

Produto: H
- **H de hortelã-pimenta (ou canela-do-ceilão (cascas)).**

Idade: **a partir de 10 anos.**
Dosagem e aplicação: **via oral.**
Coloque 1 colher de sopa de H de hortelã-pimenta em uma pequena garrafa de água (50 mL). Dê para a criança em pequenos goles.

Remédio de família:
frasco roll-on contra mal-estar de viagem.
Para um frasco de 10 mL:
- **2 gotas de OE de hortelã-pimenta;**
- **10 gotas de OE de limão-siciliano;**
- **9 mL de OG de damasco.**

Coloque os óleos essenciais e o OG. Agite bem, etiquete o frasco e coloque a data em que fez a mistura; aplique sobre os pulsos da criança e peça que ela inale.

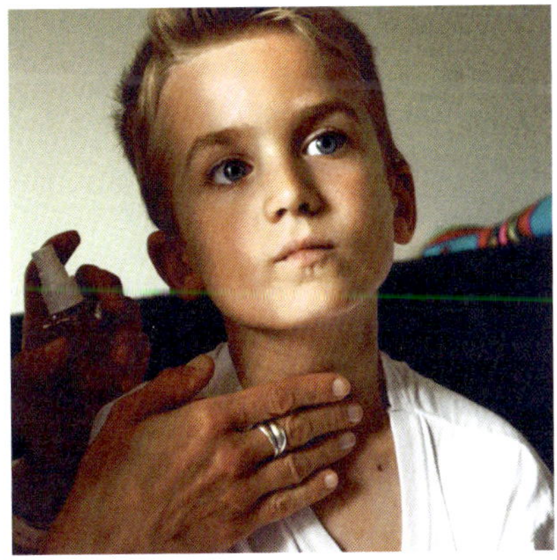

Dor de garganta

A dor de garganta pode ser um sinal precursor de uma rinofaringite (p. 91) ou de um simples resfriado.

Produto: H
- **H de tomilho qt. linalol.**
- **H de louro.**
- **H de tea tree.**

Produto: OE
- **OE de ho wood.**
- **OE de tomilho qt. linalol.**
- **OE de louro.**
- **OE de limão-siciliano.**
- **OE de ravintsara (ou OE de saro).**

Produto: OG
- **OG à sua escolha.**

Idade: **a partir de 3 anos.**
Dosagem e aplicação: **via cutânea.**
Dilua 2 gotas de um dos OEs citados, em 1 colher de chá do OG escolhido. Aplique 3 vezes por dia um pouco dessa mistura sobre a garganta.

Em complemento à aromaterapia:

- Para aliviar a garganta, dê preferência aos figos secos, amêndoas e damascos secos, que reforçam a imunidade.
- Utilize mel para adoçar em vez do açúcar branco, pois ele é antibacteriano e cicatrizante.

Simplificando

No intervalo das refeições, dê ½ a 1 colher de chá de mel.

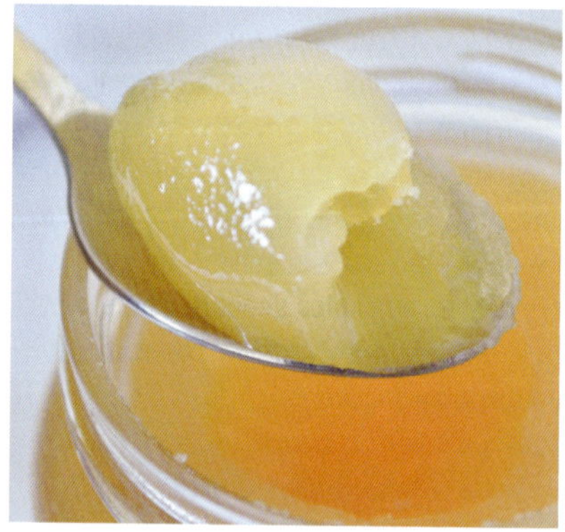

Dentição

O primeiro dente de leite aparece geralmente aos 6 meses. A dentição é uma etapa importante, mas também uma passagem delicada, acompanhada de dores, choros, bochechas vermelhas, gengivas inflamadas, assaduras, diarreias e febres moderadas. E até que os dentes apareçam, a criança fica irritada, saliva muito e morde sua mãozinha durante o dia.

Produto: OE

- OE de camomila-alemã.

Produto: OG

- OG de arnica (ou OG calêndula).

Idade: a partir de 6 meses.
Dosagem e aplicação: via cutânea.
Coloque 2 gotas de OE de camomila-alemã em 1 colher de chá de OG de arnica (ou OG de calêndula). Aplique algumas gotas dessa mistura sobre as bochechas.

Em complemento à aromaterapia:

- Deixe o seu bebê fortalecer as gengivas com uma cenoura orgânica, lavada e descascada ou com uma raiz de malva-branca, de alcaçuz ou violeta (à venda em farmácias).
- Coloque um colar de pedra de âmbar ao redor do pescoço do bebê (escolha um colar que tenha um nó entre cada pedra, para o caso de arrebentar).

Febre

A maior parte do tempo, a febre indica que o organismo do seu filho está combatendo uma infecção viral ou bacteriana. A temperatura interna do corpo aumenta voluntariamente quando o corpo está combatendo um vírus ou uma bactéria (temperatura retal superior a 38 °C) e ativa o sistema imunológico da criança. A febre por conseguinte é uma aliada natural que demonstra que

É bom saber

A temperatura do corpo não está relacionada à gravidade da doença. É a condição geral da criança febril que importa. Uma criança com febre ligeira, mas com sinais de sonolência ou irritabilidade, é muito mais preocupante do que uma criança com febre alta, que apresenta boa disposição.

os mecanismos de defesa do corpo estão trabalhando, saibamos, não é ela o inimigo a se combater. Até os 3 meses, é aconselhável ir ao pediatra se o seu bebê estiver com temperatura acima de 37,5 °C. A partir dos 4 meses, é comum que as crianças apresentem episódios de febre de até 39 °C ou 40 °C – e isso não é necessariamente perigoso.

Produto: OE

- OE de ho wood.

Idade: a partir de 3 meses.
Dosagem e aplicação: via cutânea (banho).
Misture 1 gota de OE de ho wood em 1 colher de sopa de leite em pó ou 1 punhado de sal grosso. Prepare a água e então coloque a mistura. Agite bem antes de colocar o bebê. Um banho em que a temperatura é inferior a 1 grau em relação ao corpo, assegura certo conforto. Para as crianças de 1 ano ou mais, coloque 3 gotas de OE de ho wood.

Produto: OE

- OE de eucalipto-radiata.
- OE de ho wood.

Produto: OG

- OG à sua escolha.

Idade: a partir de 4 meses.
Dosagem e aplicação: via cutânea.
Misture 1 gota de OE de eucalipto-radiata e 1 gota de OE de ho wood a 1 colher de chá do OG escolhido. Massageie as costas, os pés, o pescoço e os antebraços.

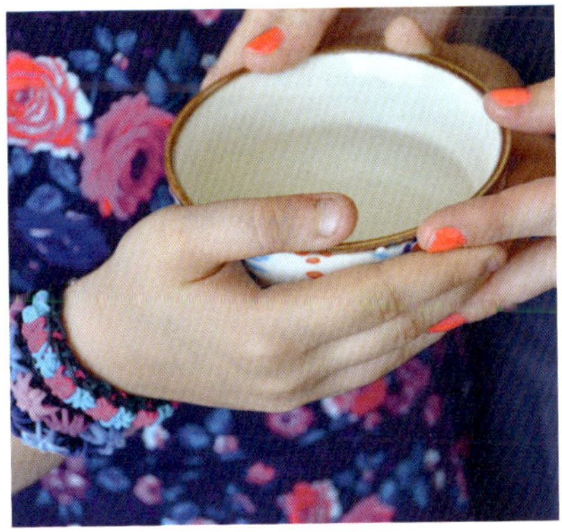

Produto: OE

- OE de eucalipto-radiata.
- OE de ho wood.
- OE de hortelã-pimenta.

Produto: OG

- OG à sua escolha.

Idade: a partir de 7 anos.
Dosagem e aplicação:
via cutânea (massagem).
Junte à mistura já citada, 1 gota de OE de hortelã-pimenta e massageie as costas, os pés, o pescoço e os antebraços.

Em complemento à aromaterapia:
- Ofereça água a seu filho com a maior frequência possível.
- Se o seu filho tiver fome, prepare um caldo de legumes caseiro para reidratar e remineralizar, e assim, permitir que o corpo tenha energia para combater a infecção.
- Dê preferência a uma dieta leve enquanto ele estiver febril a fim de não sobrecarregar a digestão (deixe de lado os lácteos, as gorduras, o suco de laranja, carnes e produtos industrializados).

Atenção

Vá ao Pronto Socorro, se o seu filho:

- estiver com uma febre de 41 °C;
- estiver sonolento e irritadiço durante um longo período, e se apresentar erupções cutâneas azuladas, que parecem contusões;
- tiver uma crise de convulsão (perda de consciência por um tempo curto, movimentos bruscos dos membros, desvio dos olhos);
- estiver com dificuldades respiratórias.

Dores de crescimento

As dores de crescimento aparecem durante a infância, entre os 3 e 5 anos, depois entre os 8 e 12 anos. Elas desaparecem espontaneamente ao final desse período, e atingem cerca de 37% das crianças. A causa dessas dores não foi encontrada: apesar do nome dores de crescimento, parece que a dor não está realmente relacionada ao crescimento. Ela se manifesta por dores nas canelas (na parte posterior das pernas, coxas ou atrás dos joelhos), que ocorrem geralmente no final do dia ou da noite, muitas vezes acordando a criança por alguns minutos ou por horas, de intensidade variável, espaçadas entre alguns dias e até meses. Os exames não revelam inflamações. As dores desaparecem quando a criança levanta. Do ponto de vista da naturopatia, elas estão relacionadas a um desequilíbrio na assimilação de certos minerais como calcio, fósforo, magnésio, sílica e flúor. Esses desequilíbrios podem se originar também de um excesso de açúcar e de proteínas (acidificantes).

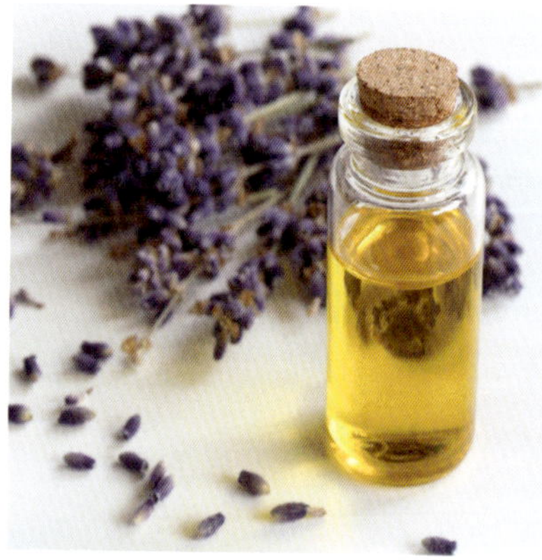

Produto: OE

- OE de eucalipto-citriodora.
- OE de louro.
- OE de lavanda-verdadeira.

Produto: OG

- OG de arnica.

Idade: a partir de 3 a 5 anos.

Dosagem e aplicação:

via cutânea (banho e massagem).

• Em frasco apropriado, coloque 2 gotas de OE de eucalipto-citriodora, 2 gotas de OE de louro, 2 gotas de OE de lavanda-verdadeira e 1 colher de sopa de OG de arnica. Agite bem e etiquete o frasco. Massageie as zonas doloridas com algumas gotas dessa mistura, no final do dia.

• Misture 3 gotas de OE de lavanda--verdadeira em um copo de leite ou

É bom saber

A deficiência de vitamina D também pode provocar a intensificação das dores de crescimento.

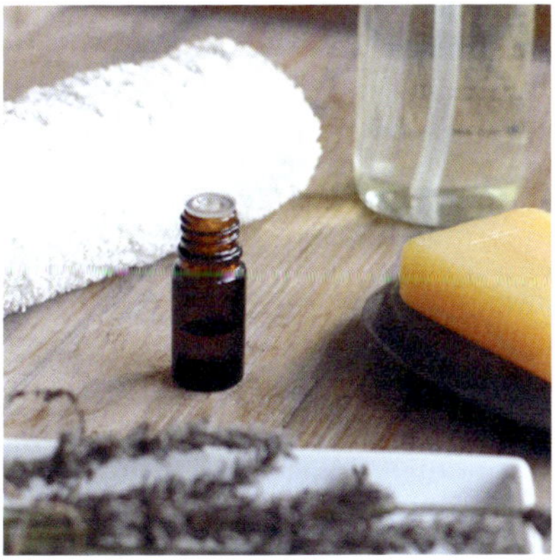

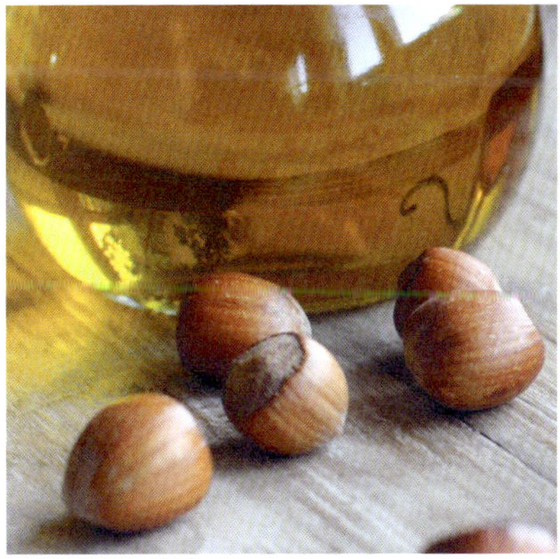

1 colher de sopa de leite em pó ou 1 colher de sopa de sal grosso. Coloque na água do banho. Agite bem a água antes de colocar a criança.

Produto: OE

- **OEde eucalipto-citriodora.**
- **OE de louro.**
- **OE de lavanda-verdadeira.**

Produto: OG

- **OG de arnica.**

Idade: **a partir de 8 anos.**
Dosagem e aplicação: **via cutânea (banho).**
• Siga a indicação já citada de óleos essenciais, multiplicando as quantidades por 2 (não ultrapassando o total de 20 gotas de OE).
• Misture 3 gotas de OE de lavanda-verdadeira e 3 gotas de OE de eucalipto-citriodora em um copo de leite ou 1 colher de sopa de leite em pó ou 1 colher de sopa de sal grosso. Jogue na água do banho. Agite bem a água antes de colocar a criança.

Em complemento à aromaterapia:
- Aumente as porções de legumes, frutas frescas e de oleaginosas (nozes, amêndoas, avelãs, gergelim).
- Aumente as porções de cogumelos (ricos em vitamina D).
- Diminua as porções de carne vermelha.

Urgências

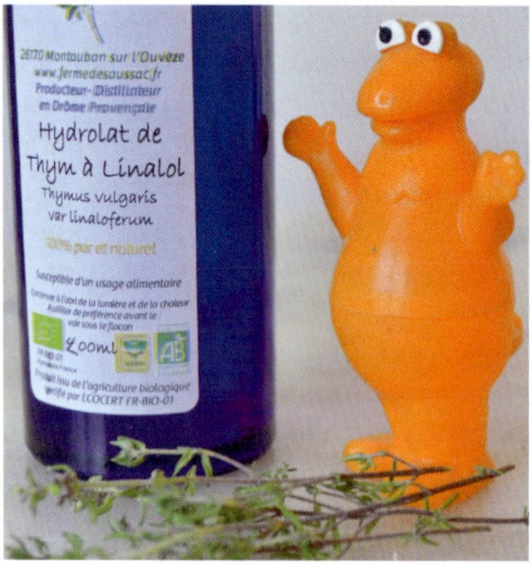

Dedos *prensados*

Produto: OE

- **OE de sempre-viva-verdadeira**

Idade: **a partir de 3 anos.**
Dosagem e aplicação: **via cutânea.**
Pingue 1 gota de OE de sempre-viva-verdadeira puro sobre o dedo. Enfaixe o dedo para evitar que a criança o coloque na boca.

Produto: OE

- **OE de hortelã-pimenta.**

Idade: **a partir de 4 anos.**
Dosagem e aplicação: **via cutânea.**
Pingue 1 gota de OE de hortelã-pimenta sobre o dedo. Enfaixe o dedo, a fim de evitar que a criança o coloque na boca.

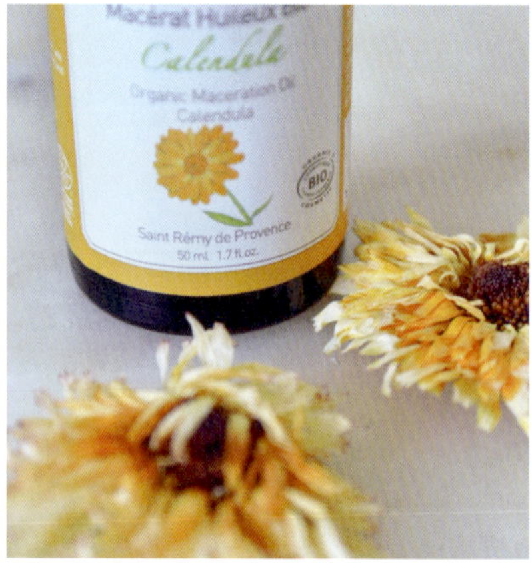

Feridas e bolhas

Para crianças a partir de 3 anos, podemos usar óleos essenciais diluídos a 50% em óleo graxo sobre uma ferida. Para crianças menores que 3 anos, dê preferência aos hidrolatos e óleos graxos (veja Machucados, raspões, escoriações, arranhões, bolhas (p. 106-107)).

Produto: H

- **H de louro.**
- **H de tomilho qt. linalol.**
- **H de lavanda-verdadeira.**

Produto: OG

OG de calêndula.

Idade: **a partir do nascimento.**
Dosagem e aplicação:
via cutânea (vaporização).
Para desinfecção da ferida, borrife

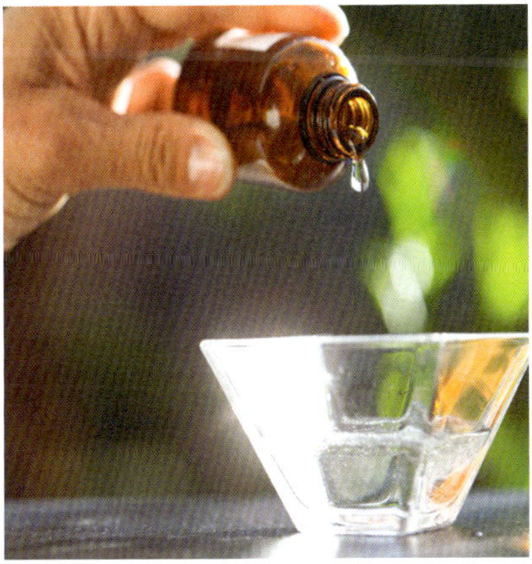

ou aplique com a ajuda de uma compressa, um dos hidrolatos acima citados. Deixe secar ao ar livre o máximo possível. Aplique um pouco de OG de calêndula em seguida.

Produto: OG

OG de tamanu (ou OG de calêndula).

Idade: **a partir de 1 ano.**
Dosagem e aplicação: **via cutânea.**
Aplique sobre a ferida, o OG de tamanu (ou OG de calêndula).

Produto: OE

OE de lavanda-verdadeira (ou OE de tea tree).
OE de gerânio-rosa (ou OE de gerânio-bourbon ou OE de cisto).

Produto: H

H de gerânio-rosa (ou H de gerânio-bourbon ou H de cisto).

Produto: OG

OG à sua escolha.

Idade: **a partir de 3 anos.**
Dosagem e aplicação: **via cutânea.**

- Dilua o OE de lavanda-verdadeira (ou OE de tea tree) a 50% no óleo graxo escolhido. Aplique sobre a ferida. Esse remédio não causa irritação.
- Em caso de sangramento: coloque 1 gota de OE de gerânio-rosa (ou OE de gerânio-bourbon ou OE de cisto) puro ou borrife o H de gerânio-rosa (ou H de gerânio Bourbon ou H de cisto) diretamente sobre a ferida, antes de fazer o curativo.

Em complemento à aromaterapia:
Aplique um cataplasma de argila (antisséptica e cicatrizante) sobre uma queimadura ou uma ferida aberta para aliviar a dor e ajudar na cicatrização (veja Cortes e traumatismos (p. 105)).

Sangramento do nariz

Produto: OE

OE de gerânio-rosa (ou OE de cisto).

Idade: **a partir de 3 anos.**
Dosagem e aplicação:
Coloque 1 gota de OE de gerânio-rosa (ou OE de cisto) sobre um lenço de papel e pressione sobre a narina que está sangrando.

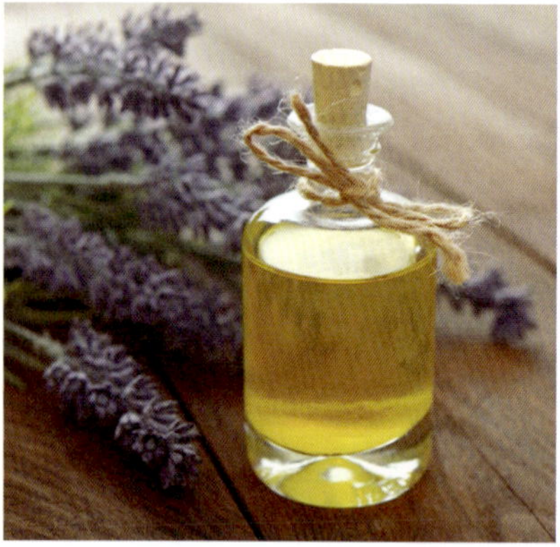

Lista de associações de aromaterapia do Brasil

www.abraroma.com.br
www.aromaflora.com.br

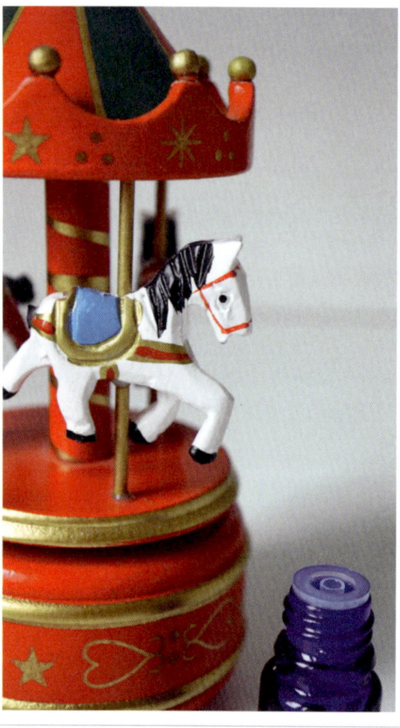

Bibliografia

- Bosson, L. *L'Hydrolathérapie*, Amyris: 2011.
- Clergeaud, C.; L. *Les Huiles végétales*, Amyris: 2003.
- Faucon, M. *Traité d'aromathérapie scientifique et médicale*, Sang de la Terre: 2015.
- Festy, D. *Cuidando dos filhos com óleos essenciais*. Belo Horizonte: editora Laszlo, 2017.
- Festy, D. *Je ne sais pas utiliser les huiles essentielles spécial enfant*. Quotidien malin éditions: 2013.
- Jaffrelo, A-L. *25 huiles essentielles pour presque tout faire*. Gallimard: 2014.
- Millet, F. *Le Guide Marabout des huiles essentielles*. Marabout: 2010.

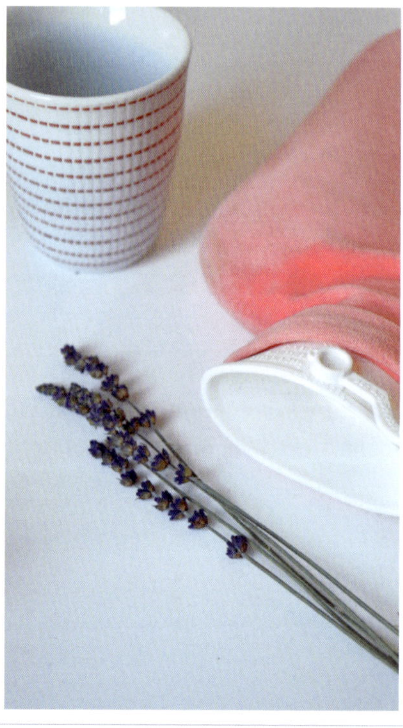

Agradecimentos

O meu sincero agradecimento a todas as crianças (Asnake, Oscar, Joseph, Albert, Romane, Salomé, Léa, Andréa e Maya) por sua paciência e sua cooperação, bem como a seus pais pela sua participação e disponibilidade. Agradeço também à empresa Saussac e Révelessence. E ainda à editora LASZLO pela preciosa tradução, preparação e diagramação do original.

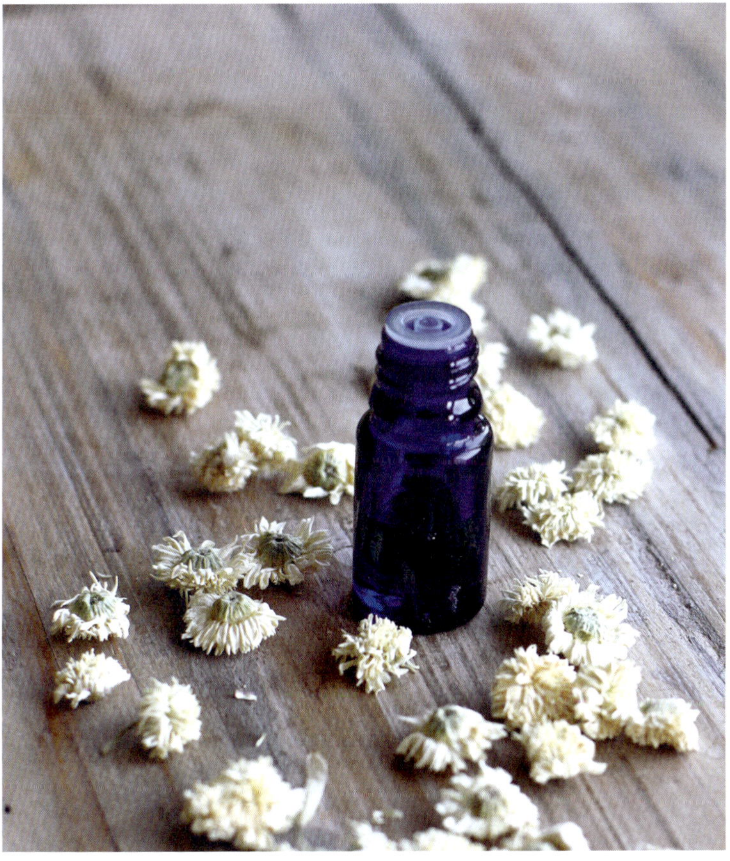

Outras obras sobre Aromaterapia da Editora Laszlo

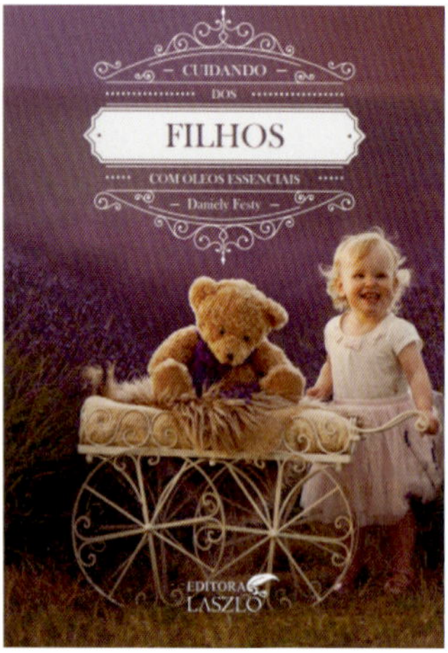

Cuidando dos filhos com óleos essenciais

Danièle Festy

Este é o primeiro guia para cuidar dos seus filhos com aromaterapia. Os óleos essenciais, se forem bem escolhidos e bem empregados, são extremamente eficazes, sem perigo e particularmente adequados às crianças. De machucadinhos a bronquites repetidas, complicações do sono, digestão difícil, os óleos essenciais trabalham de forma rápida e eficaz, tanto para problemas dos pequenos quanto para os dos adultos.

Este livro é rica fonte de pesquisa, pois nele você encontrará:

- A solução com aromaterapia para cada problema: inflamação de garganta, soluço, nariz escorrendo, piolhos, rubéola, tosse, catapora, verruga...
- Os 25 óleos essenciais especialmente adequados a crianças (e também os que estão proibidos!).
- Formulações explicadas de maneira clara para serem aplicadas na pele.
- Os benefícios dos óleos essenciais para a imunidade, e como eles podem evitar o recurso sistemático aos antibióticos.
- As diferentes etapas do desenvolvimento da criança com os óleos essenciais adequados para cada idade! Você verá os momentos dos tombos e roxos nas pernas, dos pesadelos, do *não quero ir para a escola hoje, estou com dor de barriga...*
- Quadro com nome dos óleos essenciais em latim para ajudar na identificação correta.
- As recomendações insubstituíveis de uma farmacêutica especialista em aromaterapia, que ainda é mãe!

Danièle Festy, além de farmacêutica e mãe, é apaixonada por alimentação, complementos alimentares e óleos essenciais. É escritora de diversos best-sellers na França.

Outras obras sobre Aromaterapia da Editora Laszlo

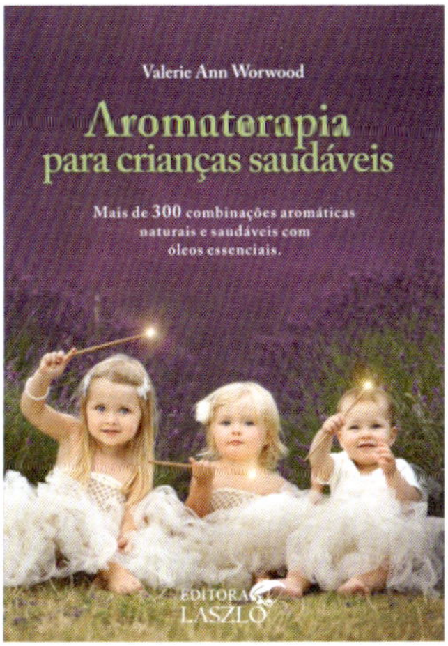

Aromaterapia para crianças saudáveis

Como promover a saúde, prevenir doenças e tratar enfermidades simples em crianças usando de forma segura a aromaterapia em sua casa

Valerie Ann Worwood

Este livro é um guia indispensável para todos os pais que pensam proativamente na saúde física e mental de seus filhos a longo prazo.

A aromaterapia é uma forma saudável de tratar qualquer coisa, desde assaduras e asma a problemas de autoestima em crianças. Muitas queixas como dores e tosses, que de outra forma poderiam ter que esperar por uma visita ao médico, podem ser imediatamente solucionadas em casa, usando o poder de cura da natureza.

Valerie Ann Worwood oferece uma ampla gama de remédios cientificamente comprovados, além de gráficos completos sobre óleos essencias e instruções para a prática de massagens aromaterapêuticas. Ela explica como o uso da aromaterapia em massagens pode ajudar uma criança a se sentir emocionalmente segura e fisicamente saudável. Worwood também descreve como a aromaterapia pode beneficiar crianças muito doentes quando usada com a medicina ocidental.

Valerie Ann Worwood é uma das mestras mundiais em aromaterapia com mais de 20 anos de prática. Seus muitos livros incluem *The Complete Book of Essential Oils & Aromatherapy*, *The Fragrant Mind*, *The Fragrant Heavens* e *Scents & Scentuality*. Ela vive em Essex, na Inglaterra.

Cada criança que nasce é uma prova de que Deus ainda não perdeu as esperanças em relação à humanidade.

Rabindranath Tagore

MISTO
Papel proveniente de fontes responsáveis
FSC® C092828
FSC www.fsc.org

PRINTED WITH SOY INK®

EDITORA LASZLO